臨床医のための
医学からみた
認知症診療
　　医療からみる
　　　認知症診療 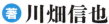治療編

著 川畑信也
八千代病院神経内科部長／愛知県認知症疾患医療センター長

中外医学社

はじめに

　本書は，2019 年に刊行致しました「臨床医のための医学からみた認知症診療，医療からみる認知症診療　診断編」の治療編に該当するものです．認知症診療で重要な位置を占める非薬物療法ならびに薬物療法について実地臨床に即した視点で解説を行っています．診断編と同様に医学からみた治療，それは多くはガイドラインや文献に準拠した内容になっていますが，同時に医療からみた治療，それは著者の臨床経験に基づいた内容の 2 つの視点から執筆しております．昨今はエビデンスに基づいた治療が求められていることは十分理解できるのですが果たして実臨床でエビデンスに基づく医療，とくに認知症治療が可能でしょうか．ガイドラインは医師側に求められる内的規制といえますが認知症診療における実際の治療では個々の患者さんの背景や家族の考えかたなど多くの要因に左右され必ずしも画一的なガイドラインが役に立つわけではないといえます．著者は，ガイドラインやエビデンスよりもその患者さん個々人に合った治療を提供すべきであろうと長年考えており，現在までにその臨床経験に基づいた書籍の出版を心がけてきました．前作と同様に本書でも海老手先生という架空の人物を介してガイドラインを中心とした客観的な治療原則を記述することに致しました．一方，加賀利先生の役割は著者の臨床経験を述べることであり，海老手先生と対照性を持たせることで認知症診療における治療を医学からあるいは医療からの 2 つの視点で理解できるよう心がけて作成したのが本書です．客観的な事実に留め著者の本音が出てこない多くの書籍と異なって著者の本音は加賀利先生が述べていることに投影されています．著者の本音が妥当であるか否かについては実際に認知症患者さんを診療しているかかりつけ医・非専門医の先生がたの判断にお任せすることになりますが本書の内容が実臨床に関わっている先生がたに多少なりともお役に立つことができればそれは著者の喜びとするところであります．

2020 年 9 月

川　畑　信　也

目次

第**1**章 | ## 認知症治療の原則 ……………………………………… 1
■服薬管理の問題 ………………………………………… 1
■診断後に医師がやるべきこと ……………………………… 5

第**2**章 | ## アルツハイマー型認知症の薬物療法
　　　　　（抗認知症薬の使いかた）……………… 7
■抗認知症薬4剤の作用機序 ………………………………… 7
■ガイドラインからみた抗認知症薬の処方手順 ……………… 9
■抗認知症薬の処方の実際 …………………………………… 12
■各抗認知症薬の特徴と注意点 ……………………………… 17
■抗認知症薬による易怒性や攻撃性への対応 ……………… 33
■抗認知症薬投与の意義 ……………………………………… 39
■抗認知症薬の少量投与 ……………………………………… 43

第**3**章 | ## アルツハイマー型認知症の非薬物療法 …………… 47
■ガイドラインからみた非薬物療法 ………………………… 47
■かかりつけ医ができる非薬物療法 ………………………… 48

第**4**章 | ## レビー小体型認知症の薬物療法 ……………… 54
■認知機能障害に対する薬物療法 …………………………… 54
■幻覚・妄想に対する薬物療法 ……………………………… 70
■レム睡眠行動障害 RBD に対する薬物療法 ……………… 73
■パーキンソン症状に対する薬物療法 ……………………… 74

i

■うつや不安症状に対する薬物療法………………………………………………76

第5章 レビー小体型認知症の非薬物療法………78

■非薬物療法のポイント………………………………………………78
■介護指導する際の注意点………………………………………………81
■幻視に対する非薬物療法と介護指導のポイント………………84
■パーキンソン症状の非薬物療法………………………………………85
■症状の動揺性に対する介護指導のポイント…………………87
■レム睡眠行動障害RBDに対する介護指導のポイント…………87

第6章 血管性認知症の薬物療法………89

■認知機能障害に対する薬物療法………………………………………89
■抗血栓療法………………………………………………91
■血管性認知症の予防………………………………………………92

第7章 血管性認知症の非薬物療法………94

■非薬物療法のポイント………………………………………………94
■アパシーに対する非薬物療法………………………………………96
■易怒性に対する非薬物療法………………………………………97

第8章 軽度認知障害MCIへの対応………98

■薬物療法のポイント………………………………………………98
■非薬物療法の実際………………………………………………101

第9章　行動・心理症状 BPSD の薬物療法 …… 103

- 9-1　睡眠障害（不眠症）…… 103
- 9-2　暴言，暴力行為 …… 113
- 9-3　妄想・幻覚 …… 129
- 9-4　アパシー …… 135
- 9-5　不安症状 …… 136

第10章　行動・心理症状 BPSD の非薬物療法 …… 139

- 10-1　妄想・幻覚 …… 139
- 10-2　無断外出・徘徊・迷子 …… 141
- 10-3　性的逸脱行為 …… 148
- 10-4　万引き行為 …… 153

第11章　合併身体症状に対する薬物療法 …… 161

- 11-1　てんかん・けいれん発作 …… 161
- 11-2　慢性便秘症 …… 169

第12章　認知症入院患者の薬物療法 …… 176

- ■入院患者の行動・心理症状 BPSD の実態 …… 176
- ■睡眠障害と夜間の行動障害 …… 177
- ■暴言・暴力行為 …… 183

索引 …… 187

本書の登場人物

中館（なかだて）先生
本書の司会者的人物．認知症診療において，医学の観点と医療の観点の二つの視点がどのように異なり，どのように合わせていけるのかを探る．

海老手（えびで）先生
認知症に対して，医学の立場から，診断基準やガイドラインなどのエビデンスをもとに診療をすすめている．

加賀利（かかり）先生
認知症に対して，医療の立場から，実臨床においてどのように診療していくかを研究している．

第1章 認知症治療の原則

中館先生：認知症の治療では，中核症状の進行抑制と周辺症状（行動・心理症状 behavioral and psychological symptoms of dementia: BPSD）のコントロールとに分けて考えるのが一般的と思います．両者に対して薬物療法を援用することが多いと思いますが，まず認知症治療における薬物療法の原則から話を始めていきたいと思います．海老手先生から口火を切って頂けますか．

■服薬管理の問題

海老手先生：最初にお話しすべきことは認知症治療における服薬管理の問題です．原則は認知症が軽度の段階から家族や周囲の人々が服薬管理に関わるべきであることを強調したいと思います．認知症と診断後，服薬管理に家族も関わって下さいと伝えると，家族から「薬の管理くらい患者本人ひとりでできますよ」「薬の管理くらい患者にやらせないと認知症が進むのではありませんか」と反論をされることが少なくありません．また，身体疾患などによってすでに数多くの薬を飲んでいる患者の家族に薬はきちんと服薬していますか，と尋ねると「よくわかりませんが多分服薬しているのでありませんか」と患者の服薬状況を把握していない場合もしばしば経験しています．

　もの忘れ外来を受診した初診アルツハイマー型認知症ならびに健常者（非認知症），認知症なのか否かの判断が困難であった受診者（軽度認知障害を含む）を対象に服薬に関して自立しているのか否かを検討した結果を図 1-1 に示しました．これは，初診時に行っている生活障害の有無を判断する検査のひとつである IADL（instrumental activities of daily living）における服薬の管理の評価を抜粋したものです．健常者ではほぼ 100％の頻度で本人自らが薬の管理をできるのですが，軽微から軽度の段階に位置するアルツハイマー型認知症患者で服薬管理が自立しているのは半数弱

第 1 章 ●認知症治療の原則

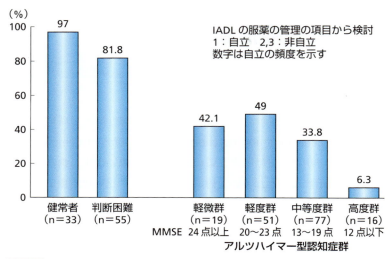

図 1-1 認知症診療における服薬管理の自立度の検討
（八千代病院　愛知県認知症疾患医療センター　初診患者 251 名）

との結果が得られています．つまり，アルツハイマー型認知症に進展すると認知機能障害が軽微の段階でも 2 人にひとりは服薬管理ができにくくなっているといえるのです．この視点から考えますと，認知症診療では，認知機能障害が軽微，軽度の段階から家族や周囲の人々が服薬管理に関わるべきであると結論されるのです．

加賀利先生：最近経験した事例ですが，87 歳，男性アルツハイマー型認知症患者ですが，家族が薬をティッシュペーパーの上に置いて出したら患者がそのティッシュペーパーを丸く切り始めオブラートのようにして薬を包んでティッシュペーパーごと飲み込んでしまったのです．家族がびっくりしてすぐに吐き出させたとのことでした．家族には以前から薬の管理は家族が行うように伝えていたのですが，ちょっと目を離した隙の出来事だったようです．一部の家族では，服薬管理を患者だけに任せたり仮に服薬の援助をするにしても不十分だったりすることがあるようです．認知症と診断した後，認知症の軽重に関わらず服薬援助に家族や周囲の人々が携わることが必須といえます．

服薬に関して認知症診療に限らず身体疾患の治療を含めて高齢者におけるポリファーマシーの問題があるかと思います．図 1-2 は，認知症患者が初診時にどのくらいの種類の薬を飲んでいるかを調査した結果を示したものです．何種類服薬していたらポリファーマシーになるかとの厳密な定義はないようですが，7 種類以上とすると全患者の 2 割がポリファーマシーと考えられるわけです．おそらく 1 日 2 回あるいは 3 回服薬している薬剤も多いわけですから，家族や周囲の人々が服薬管理に関わるとするならば，服薬回数が多いほどその負担が大きくなることが予想されます．たとえば，患者と息子夫婦の 3 人暮らしで息子夫婦は仕事に出かけ日中留守になる場合，昼食後の服薬管理をどうしたらよいのでしょうか，さらに夫婦が朝早くから出勤するときに朝食後の服薬管理ができるでしょうか．認知症診療では服薬支援体制の構築が求められるのですが，独居患者の場合を含めて支援が困難になることも少なくありません．認知症患者における服薬の問題は医師が主導的に考えるべき課題といえるのです．

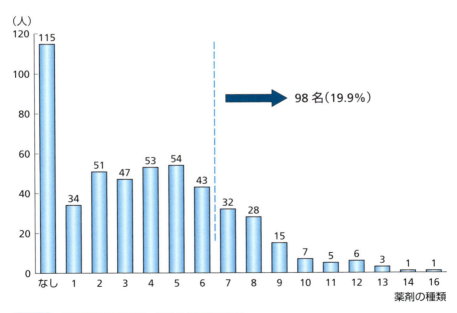

図 1-2　初診認知症患者における服薬の検討
（八千代病院　愛知県認知症疾患医療センター　初診患者 493 名）

独居患者の服薬管理をどう進めていくかは解決が困難な問題だと思いますが，加賀利先生，どのような選択肢あるいは方法があるのでしょうか．

2つの視点からアプローチを考えていくべきであると考えています．まず服薬回数をどれだけ減らすことができるのか，2つ目は支援に関わる人間やシステムをどう確保していくかです 表1-1．

①服薬回数に関しては，1日1回の服薬だけに絞るのが理想でありまた原則といえます．しかしながらどうしても1日3回服薬しなければならない薬剤もあるわけですからその場合にはなんらかの工夫が必要になってきます．

②服薬援助に関しては，近くに家族が住んでいる場合，その家族が患者宅を訪れて服薬の援助を行うようにしますが，そのためにも1日1回の服薬が望ましいでしょう．1日の中で2回あるいは3回と家族が患者宅を訪問することはなかなか難しいのではないでしょうか．

③近くに家族がいない場合には，訪問看護や訪問ヘルパーを利用し服薬管理と援助を行います．デイサービス施設に薬を預け利用日にはそこで服薬援助をしてもらう選択肢も考えられます．

表1-1 独居患者に対する服薬のすすめかた

- 服薬回数を1日1回に限定し一包化して確実に服薬ができるようにする．
- 可能ならば同居していない家族が患者宅を訪問し服薬介助を行う．そのためには1日1回の服薬が原則．
- 訪問看護や訪問ヘルパーなどを利用して服薬介助を行う．そのためにも1日1回の服薬が原則．
- デイサービスなど介護施設に服薬介助を依頼する．
- お薬カレンダーなどを利用する．
- 同居していない家族が服薬時間に電話を入れて服薬を促す，服薬を確認する．
- 訪問服薬指導などの制度を利用する．服薬支援ロボットの利用．
- 毎日服薬ができなくても仕方ないとの気持ちをもつことが必要かも(週4日, 5日でも服薬できればよしとの思い)．

④在宅患者訪問薬剤管理指導あるいは居宅療養管理指導を利用する手もあります．前者は医療保険を利用し，後者は介護認定を受けている患者が対象となります．いずれも週4回まで保険薬局による自宅訪問が可能となっています．最近は服薬支援ロボットなどの貸し出しを行いながら確実に服薬管理を実施している薬局もあります．

⑤よく行われていることですが，カレンダーに薬を貼り付けて服薬を促す，あるいは家族が服薬時刻に電話を入れて服薬を促す，確認をする方法もありますが，記憶障害や時に対する見当識障害が進んだ段階の認知症では確実な服薬を期待できない場合があるかと思います．たとえば家族からの電話を切った後で服薬の指示をすぐに忘れてしまうかもしれません．

⑥医師はどうしても毎日の服薬が当然と考えがちですが，独居認知症患者の場合には週5日くらい服薬をしてくれればよしとの気持ちを持って処方を行うほうがよいように感じています．毎日確実に服薬をと考えるとつい無理が出てしまい服薬自体がうまくいかなくなるかもしれません．

もの忘れ外来に紹介されてくる認知症患者の中に，独居にも関わらず複数の薬を1日3回服薬するよう処方されている患者がみられます．主治医は，本当に1日3回服薬ができる，あるいは服薬をしていると考えているのでしょうか．認知症患者あるいは認知症が疑われる高齢者では1日1回，それが無理ならば1日2回の服薬ですむ薬剤を選択すべきではないでしょうか．多くの医師は患者がきちんと決められた回数で服薬をしていると過信あるいは盲信しているのではないでしょうか．処方権は医師にしかないわけですが，認知症患者あるいは認知症が疑われる高齢者に対する服薬について，医師の側で再度考えていくべき問題ではないかと思います．

■診断後に医師がやるべきこと

アルツハイマー型認知症を始めとする多くの認知症疾患に根治的治療薬がない現況で，認知症と診断した後，医師はどのようにすればよいのでしょうか．

認知症診療で重要なことは，患者の日々の生活をどう援助し支援していけるのか，その結果として在宅あるいは介護施設での生活継続をどれだけできるのかであるかと思います．そのためには，認知症患者の生活能力の低下をどれだけ防ぐことができるのかによっています．抗認知症薬は改善効果に乏しい，根治的な治療薬ではない，以前使用されていた脳循環・代謝薬と同様に消えていく薬剤であるなどと述べる医師もおり，実際に認知症と診断しても抗認知症薬を使用しないと公言している医師も少数ながら存在していることも確かです．抗認知症薬を処方するかどうかはその医師の考えかたであろうかと思いますが，要は認知症と診断して終わりではなく，その後の援助や支援をどう進めていくかが求められるのです．認知症は進行するほど生活障害も悪化する，行動・心理症状 BPSD の出現も増えてくるとの現実があるわけですから，抗認知症薬を使用しなくてもこれらに対してどう対策を講じていくかが認知症診療に携わる医師の勤めといえます．

　認知症診療は，生活障害への対策と行動・心理症状 BPSD を惹起させない，仮に生じた際に適切な対策をどう進めるかが治療の大きな柱になると思います．前者への対策としては，可能な限り認知症を進行させない対策が重要です．認知症は進行するに従って生活障害も進んでいきます．認知症の進行を抑制するための方策はなにか．異論があるにしても抗認知症薬を処方するのも一手でしょう．おそらく多くの家族はそれを望んでいます．デイサービスやデイケアの利用も進行抑制効果を期待できると思います．要は手段にかかわらず患者の認知症症状の進行抑制をどう進めていくかの問題だと思います．行動・心理症状 BPSD を惹起させないためにまず家族や周囲の人々が患者の罹患している病気を正しく理解し適切な対応を心がけることです．アルツハイマー型認知症の特徴を理解できず，叱る，怒る，教育しようとするなどの対応が患者の怒りや攻撃性，抑うつ状態を引き起こすことを家族に説明し，それを家族が理解できるようにすべきです．さらに経過に従って家族や周囲の人々が困る行動・心理症状 BPSD が出現してきたとき，非薬物療法の指導スキルや最小限の薬物療法の手順などをマスターしておくことが認知症診療に関わる臨床医に求められるのです．

第2章 アルツハイマー型認知症の薬物療法
（抗認知症薬の使いかた）

■ 抗認知症薬4剤の作用機序

中館先生： 認知症の原因疾患で最も多いアルツハイマー型認知症に対する抗認知症薬の使用法について解説をお願いします．まず4剤の作用機序について臨床医が知っておきたい事柄を中心に解説をお願いします．

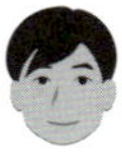

海老手先生： コリンエステラーゼ阻害薬3剤は化学構造が全く異なる薬剤です 図 2-1．その点からコリンエステラーゼ阻害薬3剤は使い分けが可能ではないかと提唱する医師がみられます．

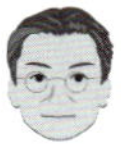

ドネペジル（アリセプト®）は，日本で開発されたコリンエステラーゼ阻害薬であり，抗認知症薬として1996年に米国で発売され，わが国では1999年に「軽度および中等度アルツハイマー型認知症の認知症症状の進

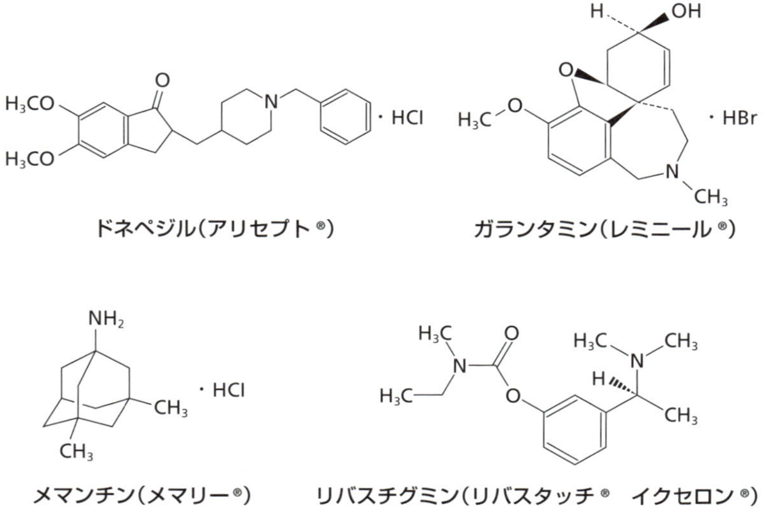

ドネペジル（アリセプト®）　　ガランタミン（レミニール®）

メマンチン（メマリー®）　　リバスチグミン（リバスタッチ®　イクセロン®）

図 2-1 抗認知症薬4剤の化学構造

行抑制」を効能として保険適用を取得しました．その後，2007年に高度アルツハイマー型認知症に保険適用が拡大され重症度に関係なく使用が可能となっています．ドネペジルの特徴を一口で述べると，中枢移行性が優れたアセチルコリンエステラーゼ AChE の選択的阻害薬であるといえるかと思います．

ガランタミン（レミニール®）は，マツユキソウ球茎から分離された第3級アルカロイドであり，ドネペジルと同様に AChE 阻害作用を持つとともにニコチン性アセチルコリン受容体に対してアロステリック作用を介して感受性を増強する作用も有しています．

リバスチグミン（リバスタッチ®，イクセロン®）は，抗認知症薬の中で唯一の貼付薬であり，アセチルコリンエステラーゼ（AChE）とブチリルコリンエステラーゼ（BChE）の双方を阻害することでシナプス間隙のアセチルコリンを増加させ神経伝達を促進する働きを持っています．高度アルツハイマー型認知症では，AChE 活性は著明に低下しますが BChE 活性は高くなる[1]といわれています．

ガランタミンとリバスチグミンは，軽度から中等度のアルツハイマー型認知症に保険適用を取得していますが高度に進展したアルツハイマー型認知症には原則として処方することはできません．

メマンチン（メマリー®）は，世界で唯一の N-methyl D-aspartate（NMDA）受容体拮抗を作用機序とする抗認知症薬です．記憶や学習には興奮性神経伝達物質のグルタミン酸やアスパラギン酸などが関与するとされ，このグルタミン酸はアルツハイマー型認知症で過剰に産生されることがわかっています．メマンチンは，過剰なグルタミン酸による NMDA 受容体の活性化を抑制することで神経細胞保護作用ならびに記憶・学習機能障害抑制作用を持つとされています．メマンチンは，単独での使用も可能ですがコリンエステラーゼ阻害薬との併用療法もしばしば行われています．メマンチンは，中等度から高度アルツハイマー型認知症に保険適用を取得しています．

加賀利先生: コリンエステラーゼ阻害薬3剤は，化学構造が全く異なることから臨床効果も異なるのではないかとの意見もみられますが，多くの患者にこれら3剤を処方してきた私の経験からこれら3剤の薬効において際立った違いはないと考えています．たとえば，ガランタミンはアロステリック作用によってうつや不安などの症状を改善させる可能性がいわれていますが，これらの症状はドネペジルあるいはリバスチグミンでも患者によって同様の効果を示す場合があります．コリンエステラーゼ阻害薬は，個々の患者によって薬効が異なるように思われ，どの薬剤がこの症状に効果を示すとは一概にはいえないように感じています．海外の文献でコリンエステラーゼ阻害薬3剤の使い分けを報告しているものはないと思います．その中でリバスチグミンは，食行動障害，とくに食欲低下あるいは食行動を開始しない患者に使用すると食欲の回復，食行動の改善を期待できるのではないかといわれています．

■ガイドラインからみた抗認知症薬の処方手順

認知症診療に関するガイドラインからみた抗認知症薬の処方手順を教えてください．

認知症疾患 診療ガイドライン2017のCQ6-7 Alzheimer型認知症の薬物療法と治療アルゴリズムは何か[2]で治療の考えかたが記載されていますので以下にその要点を私の解釈を含めて列挙します．

① コリンエステラーゼ阻害薬3剤は効果に明らかな差が認められず，軽度から中等度のアルツハイマー型認知症にその使用が推奨されます．
② メマンチンの薬効に関する記載に統一性はなく，中等度から高度のアルツハイマー型認知症への有効性を示す報告，すべての段階のアルツハイマー型認知症に有効とする報告，軽度の段階のアルツハイマー型認知症では有効性を見出せなかったとの報告などがあり，すっきりした記述になっていません．
③ 高度アルツハイマー型認知症では，ドネペジル投与群に有害事象による

使用中止事例が多かったが認知機能や ADL（activity of daily living）の維持に有効とする報告などがみられます．

④コリンエステラーゼ阻害薬とメマンチン併用に関しても有効性を示す報告とともに DOMINO-AD 研究[3]のように併用療法の利点を見出せない報告も散見されます．

⑤長期的な観察研究では，6 年間の追跡でコリンエステラーゼ阻害薬は機能障害と死亡までの期間，メマンチンは死亡までの期間を延長させることが示されています．

以上のようにコリンエステラーゼ阻害薬あるいはメマンチンのアルツハイマー型認知症に対する薬効に関しては一定した結果が得られていないように感じられるのです．読者の先生がたはどのような印象を持っているのでしょうか．

図 2-2 に認知症疾患 診療ガイドライン 2017 に記載されている病期別の治療薬剤選択のアルゴリズムを示しました．それによりますと，

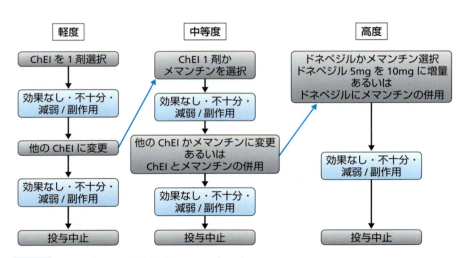

図 2-2　病期別の治療薬剤選択のアルゴリズム
（日本神経学会, 監修. 認知症疾患 診療ガイドライン 2017. 東京: 医学書院; 2017. p.227 の図 1 を著者改変）

①軽度の段階ではコリンエステラーゼ阻害薬のいずれか1剤を選択する．臨床効果がないか不十分，効果減弱，副作用による継続困難な場合には他のコリンエステラーゼ阻害薬に変更する．
②中等度では，コリンエステラーゼ阻害薬かメマンチンの1剤を選択する．臨床効果がないか不十分，効果減弱，副作用による継続困難な場合には，他のコリンエステラーゼ阻害薬あるいはメマンチンに変更するか両剤の併用を考慮する．
③高度では，ドネペジル10mgとメマンチンしか保険適用はないので両剤単独かあるいは併用を考慮する．

となっています．

加賀利先生，このガイドラインの記述に関してご意見はありますか？

認知症疾患 診療ガイドライン2017のCQ6-7の解説・エビデンスを読みますと，コリンエステラーゼ阻害薬あるいはメマンチンの臨床効果に関して報告ごとに結果が異なっており，どの報告が真実なのかがわからないように感じます．臨床効果が相反する報告も散見されます．おそらく研究のデザインや対象患者の病態など多くの要因によって臨床効果が異なるのだろうと思いますが，抗認知症薬の処方に関してどうしたらよいかを臨床医として悩むところだろうと思います．

　もうひとつの問題は，治療薬剤選択のアルゴリズムに記載されています"効果がないかあるいは不十分，効果減弱"の文言についてその具体的な記述がないことです．たとえば，あるコリンエステラーゼ阻害薬を使用したとき，その薬剤の効果が不十分と判断する目安をどこに置くのか，効果減弱をどのような尺度で評価するのかに関して言及されていないのです．ですからこのアルゴリズムを読んでも認知症を専門とされない臨床医は，どうしたらよいかの答えを見出すことができないと思います．

■抗認知症薬の処方の実際

では，加賀利先生はどのように考えあるいはいかなる基準で抗認知症薬を選択し処方しているのでしょうか．

私は，抗認知症薬を処方する際，大まかに 図 2-3 の考えかたを踏襲しています．つまり，コリンエステラーゼ阻害薬 3 剤は患者の行動や感情，言動を活発にさせる薬剤，メマンチンは抗てんかん薬や抗精神病薬と一部

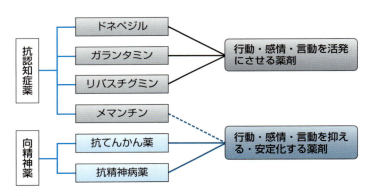

図 2-3　抗認知症薬選択の大まかな目安

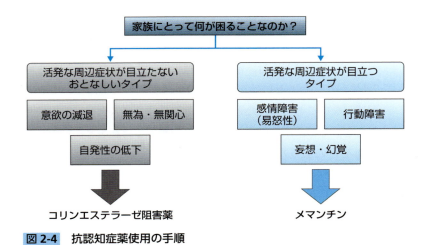

図 2-4　抗認知症薬使用の手順

振る舞いが似る，つまり患者の行動や感情，言動を安定化する，やや抑制する薬剤と位置付けています．そのように考えると両者の使い分けが少しみえてくるのではないでしょうか．つまり，アルツハイマー型認知症患者の中で活発な行動・心理症状 BPSD が目立たないおとなしいタイプ，たとえば，意欲の減退，無為・無関心，自発性の低下が目立つ患者にはコリンエステラーゼ阻害薬のいずれかを，易怒性や暴言，攻撃性，家族が困る行動障害，妄想などのやや活発な症状がみられるタイプにはメマンチンをまず処方するとよいでしょう 図 2-4 ．

　以下に夫婦ともにアルツハイマー型認知症と診断した事例を呈示しコリンエステラーゼ阻害薬とメマンチンとの使い分けを考えていきます．

事例　81 歳，男性，アルツハイマー型認知症

　1 年前からしまい忘れやおき忘れなどのもの忘れ症状が目立ってきました．同じことを何回も言うので家族が困っています．最近，自転車で出かけ迷子になり 20km 離れた場所で保護されました．整理整頓ができません．HDS-R は 10 点，MMSE は 11 点でした．

事例　78 歳，女性，アルツハイマー型認知症

　数年前からもの忘れ症状がみられ，鍵や保険証の紛失が頻繁です．物の紛失に対して隣人が盗んでいったと言い張り，警察に通報したり犯人とされる隣人宅に棒を持って押しかけたりしており周囲は大変困っています．被害的な訴えが多く些細なことで激昂します．夫に対しても大声を出して怒ることが多く家族が辟易しています．HDS-R は 24 点，MMSE は 21 点でした．

　夫は，周囲の人々が困る行動・心理症状 BPSD のみられないおとなしいタイプのアルツハイマー型認知症であり，このタイプにはコリンエステラーゼ阻害薬のいずれかの処方を考えます．妻には物盗られ妄想やそれに伴う行動化，攻撃性などが認められることで周囲が辟易しており，このタ

イプにコリンエステラーゼ阻害薬を処方しますと易怒性などがより増悪する可能性があります．ですからこのタイプには行動や感情，言動の安定化を期待しメマンチンの処方を優先する考えがよいと思っています．

このようにアルツハイマー型認知症を2つのタイプに大別したうえで抗認知症薬の処方を進めていく考えかたもあるかと思っています．図 2-5 にその処方手順を示しました．

①メマンチンは，中等度から高度のアルツハイマー型認知症に保険適用を取得していますが，実臨床では軽度と中等度との厳密な区別をしがたいことから認知機能障害が軽度と思われる患者にもメマンチンの処方を視野に入れた考えを私は持っています．
②アルツハイマー型認知症と診断した患者で易怒性や興奮，暴言，攻撃性，物盗られ妄想などの活発な症状（家族からみると困った症状）が目立つ

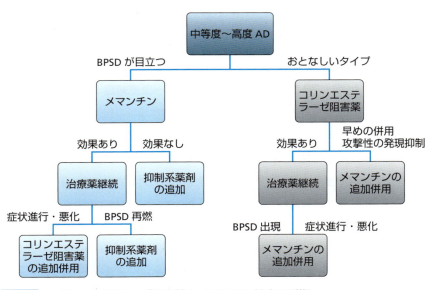

図 2-5　コリンエステラーゼ阻害薬とメマンチン処方の手順
（AD: アルツハイマー型認知症，BPSD: 行動・心理症状）

場合にはまずメマンチンの処方を考えます．メマンチンの適量で症状の軽減を図れたらその用量で継続していきます（たとえば，10mg を維持量とします）．もちろん 20mg まで増量することも選択肢のひとつですが過鎮静に注意が必要です．

③アルツハイマー型認知症は，原則として進行・悪化していく疾患です．数年して家族から「もの忘れが進んでいます，どうしたらよいでしょうか」との相談を受けたとき，すでにメマンチンを服薬している患者ではコリンエステラーゼ阻害薬のいずれかを追加・併用していきます．

④メマンチンで一時軽減していた活発な症状が数年後に再燃してくる場合もあります．そのときにコリンエステラーゼ阻害薬を追加しますと易怒性のさらなる増悪などを招く可能性があるので，漢方薬や抗てんかん薬などの抑制系の薬剤を追加するようにします．もちろん，コリンエステラーゼ阻害薬を選択しても構わないのですが，活発な症状の増悪に注意することを忘れないようにします．

⑤診断後にメマンチンを開始しても活発な症状の軽減を図れない場合も少なくありません．その際にはメマンチンを継続しながら抑制系の薬剤を追加処方するとよいでしょう．おそらく抗てんかん薬や漢方薬になるかと思いますが，場合によっては抗精神病薬が必要になるかもしれません．

⑥易怒性や暴言などがみられないおとなしいタイプにはまずコリンエステラーゼ阻害薬のいずれかを処方します．効果を確認できればそのまま継続します．数年して認知症症状が進行・悪化している，あるいはやや怒りっぽい，落ち着かないなどの訴えが家族からみられたときにメマンチンを追加・併用していきます．

⑦コリンエステラーゼ阻害薬が維持量に達した時点で早めにメマンチンを追加・併用する選択肢もあるかと思います．

　このような手順で抗認知症薬を選択，処方していく考えかたもあるかと私は考えています．

表 2-1　服薬管理を行う家族の条件を勘案して抗認知症薬を選択する

家族全員が日中働いている　朝早くから出かけてしまう
　➡ 1日1回服薬の薬剤を選択（リバスチグミン　ドネペジル　メマンチン）

経口薬が多いからこれ以上経口薬を増やしたくない
　➡ 貼付薬の選択（リバスチグミン）

毎日患者の服薬介助ができない事例（独居など）
　➡ 血中半減期の長い薬剤を選択（ドネペジル　メマンチン）

家族が終日在宅している　1日2〜3回服薬している
　➡ 1日2回服薬のガランタミンでもよい

錠剤以外の経口薬を出してほしい
　➡ 液剤（ガランタミン）やゼリー製剤（ドネペジル）を選択する

最も効果を期待できる薬剤を出してほしい
　➡ 最も重要な選択因子であるが，この選択が実は最も難しい

薬効からみたコリンエステラーゼ阻害薬の使い分けが難しいとなりますと，実臨床でどのコリンエステラーゼ阻害薬を選択するかで悩んでしまいます．加賀利先生，選択に際してなにか他に考えはありませんか．

私は，服薬介助を行う家族や周囲の人々の状況から抗認知症薬を使い分ける考えかたもあるかと思っています．表2-1にその考えかたの一端を示しました．たとえば，患者と息子夫婦3人で生活している場合，息子夫婦は朝早く仕事に出かけてしまうので朝の服薬介助が困難ならば，1日1回の服薬で済む薬剤を夕食後あるいは就寝前服薬の処方を行います．経口薬がたくさん出ているのでこれ以上経口薬を増やしたくないと家族が考えている事例では貼付薬のほうが受け入れられやすいでしょう．独居患者で毎日の服薬管理ができない場合には，半減期の長い薬剤を選択すると毎日服薬ができなくても効果減弱の軽減を期待できるかと思います．嚥下障害が進んだ事例ではゼリー製剤が飲み込みやすいので選択するとよいでしょう．薬効からみた抗認知症薬の差別化ができないとするならば，このように服薬介助を行う家族や介護施設の事情で薬剤を選択する方法も考慮され

るべきでしょう．

■各抗認知症薬の特徴と注意点

では，ここから抗認知症薬4剤について個々の特徴や処方の際の手順や注意点などについて考えていきたいと思います．まず，わが国で開発されすでに20年以上に亘って使用されているドネペジル（アリセプト®）から解説をお願い致します．

ドネペジルは，わが国で創薬された抗認知症薬であり，まず海外で発売された後の1999年にわが国で上市されました．アルツハイマー型認知症では，神経細胞壊死によって脳内アセチルコリン濃度の減少がみられることが基本的な病態と考えられています．この神経伝達物質であるアセチルコリンはアセチルコリンエステラーゼ（AChE）によって分解され失活するのですが，ドネペジルはこの酵素を選択的に阻害することでアセチルコリンの分解を抑え，シナプス間隙に遊離されたアセチルコリン濃度を高め，その結果としてコリン作動性神経を賦活することで記憶障害をはじめとする認知機能障害の進行を抑制することになります．ですからアルツハイマー型認知症の根治的治療薬ではなく，認知症症状の進行抑制効果を期待できる薬剤といえるのです．現在は，アルツハイマー型認知症とともにレビー小体型認知症にも保険適用を取得しています．

アルツハイマー型認知症に対する薬物療法がない時代から認知症診療に携わってきた私にとって，ドネペジルの登場は大きく期待をするものでした．しかしながら，発売後20年を経た現在，ドネペジルを服薬しても目にみえた臨床効果に乏しいこと，根治的な治療薬ではないこと，さらに一部の医師によるドネペジルは興奮させる怖い薬であるとの誹謗中傷など，多くの課題が積み残された感を持っています．確かにドネペジルの服薬で記憶障害が改善する患者はほとんどいないと思いますが，覚醒度が高まる，自発性の低下や意欲の減退が改善する（平易な表現を用いるならば元気になる），やらなくなっていた家事をまた行うようになったなど，細かい点で

の改善効果があるように私は感じています．ドネペジルによる易怒性の問題は別に話をしますが，そもそもドネペジル自体は患者の行動や感情，言動を活発にさせる薬剤であるとの視点から考えますと，易怒性が目立つのは効果が過剰に発現しているとも解釈できるのです．ですから，ドネペジルを即座に中止するのではなく，服薬方法を工夫する，たとえば，減量するあるいは隔日での服薬にする，週2回の服薬に変更するなどのさじ加減が求められるのです．それを怖い薬であるからただちに服薬を中止するとの選択はあまりにも短絡的な思考ではないかと思っています．

実臨床におけるドネペジルの優位性について加賀利先生はどのように考えていますか．

ドネペジルの利点は，服薬が1日1回でよいこと，服薬時間に決まりがなくいつ服薬してもよいことがあげられます．独居患者の服薬介助の点から1日1回の服薬は利点になるかと思います．服薬介助を行う家族の状態によって夕食後や就寝前の服薬でもよいことから，比較的使用しやすい薬剤といえます．また，剤形が多彩なことも利点となり，たとえば，嚥下障害がみられる患者ではゼリー製剤が服薬しやすいかもしれません．私は，アルツハイマー型認知症が進行した結果，経口薬を嫌がるあるいは薬への関心が低下してきている患者には，積極的にゼリー製剤を処方するようにしています．食事あるいはデザート感覚で食べることができるので比較的使い勝手が良いようにも感じています．細粒は，微調整が可能なことから薬剤過敏性を持つレビー小体型認知症では治療開始時に細粒を処方することで服薬量を家族が調整することが可能になることも利点のひとつといえます．アルツハイマー型認知症ではあまり細粒やドライシロップを処方することはありません．

次に特殊患者へのドネペジルの使用について伺います．まず腎機能障害を持つ患者や血液透析を受けている患者に対して処方する際の注意点などはありますか．

ドネペジルは，腎排泄型の薬剤ですが腎機能障害を有する患者に 5mg を単回投与した際の薬物動態パラメータは健常成人と有意差がないとの報告[4]がみられることなどから，添付文書上では「慎重投与」とされていません．しかし，実臨床で腎機能の低下が予想される高齢認知症患者に使用する際には慎重な投与が求められることは当然といえます．ドネペジルとして透析による除去率を検討したデータはないようですが，原則として透析患者に対するドネペジルの薬理作用は非透析患者の場合と大きな差異はないようです．その根拠として，透析患者を対象とした薬物動態試験で透析時と非透析時で，平均血漿中ドネペジル濃度の動態に大きな差がなかった[5]との報告，透析中の患者に実際にドネペジルを投与した検討がみられますがいずれも大きな問題は生じていなかったこと[6,7]があげられます．

日本腎臓学会から出版されている CKD 診療ガイド 2012 をみますと，抗認知症薬 4 剤はいずれも血液透析による透析性が認められず透析患者に使用する際，ドネペジルとリバスチグミンは腎機能正常者と同じ用量でよいと記載されています．ちなみにガランタミンは 50〜75％に減量，メマンチンは維持量 10mg 分 1 慎重投与との記載がみられます 表 2-2．

表 2-2　CKD と抗認知症薬

一般名	Ccr（mL）/ 分 > 50	Ccr（mL）/ 分 10〜50	Ccr（mL）/ 分 < 10	透析
ドネペジル	3mg から開始 軽度から中等度では 5mg，高度は 10mg	腎機能正常者と同じ		
ガランタミン	8mg から開始し，16mg あるいは 24mg で維持	50〜75％に減量		
リバスチグミン	4.5mg または 9mg から開始，維持は 18mg	腎機能正常者と同じ		
メマンチン	5mg から開始し，5mg ずつ増量 20mg 維持	Ccr < 30 維持量 10mg 慎重投与	維持量 10mg 慎重投与	

（日本腎臓学会, 編. CKD 診療ガイド 2012 を参考に作成）

認知症を伴う透析患者では，薬剤の透析性などの問題を含めてその使用に難渋することが少なくないのですが，抗認知症薬に関しては前述のCKD診療ガイド2012の記載が役に立つかと思います．ドネペジルに関しては，非透析患者と同様の処方手順ならびに用量でよいと考えています．透析患者に対して実臨床でコリンエステラーゼ阻害薬を使用する際，まずドネペジルの使用を考慮し，副作用などで使用できないときにはリバスチグミンを第2選択薬としています．私は現在までに20名近い透析患者でドネペジルを処方してきましたが，重大な副作用や不都合な状態を呈した患者を経験したことはありません．処方手順も3mgから開始し5mgを維持量とし必要に応じて10mgに増量しています．付け加えますと，リバスチグミンも2名の透析患者で使用していますが実臨床で問題になることを経験したことはありません．

高齢者では徐脈や心ブロックを持つ患者は少なくありませんが，ドネペジルは使用可能なのでしょうか．

ドネペジルのコリン作動性作用により迷走神経活性が亢進し心拍数の減少（徐脈）や電気刺激の伝導障害（心ブロック）を生じる可能性があります．添付文書では，徐脈や心ブロックは重大な副作用として記載されており，慎重投与の対象になっています[8]．心拍数が60拍/分未満の患者や心ブロックのある患者にドネペジルを投与する場合には心電図の測定など慎重な観察が求められています．

私は，初診の段階で徐脈を示す患者やその既往を持つ患者にはドネペジルの処方をしないことを原則としています．また，初診の時点では徐脈や心ブロックを示していない患者でもドネペジルを長年服薬していた結果として徐脈や心ブロックを呈してくる可能性があります．私自身の経験でもドネペジル服薬中に私の知らない間に徐脈などを呈し循環器内科でペースメーカーが挿入された患者が5名ほどみられています．他にも循環器内科を受診し徐脈が判明したことでドネペジルを中止する患者も時折みられ

ます．ドネペジルは，コリンエステラーゼ阻害薬3剤の中で薬効が最もシャープな印象を個人的には持っています．ですから3剤の中で最も徐脈をきたしやすいようにも感じています．不定期でもよいですから診察の際に脈拍を測定するように心がけることが徐脈の把握に役立つでしょう．

次いでガランタミン（レミニール®）について解説をお願いします．

ガランタミンは，AChE 活性の阻害作用によってシナプス間隙のアセチルコリン濃度を増加させるとともにアロステリック活性化リガンド（APL）作用によってニコチン性アセチルコリン受容体 nAChR を活性化する作用をもっています．この APL 作用を介して各種神経伝達物質の放出を促すことで抑うつ状態などの感情障害や行動障害の改善を期待できるとされています．また動物実験などの結果から Aβ 増強グルタミン酸毒性に対する神経細胞保護作用やミクログリアの Aβ 貪食作用を促進するなど，疾患修飾効果も期待されています．臨床面では，脳血管障害を伴うアルツハイマー型認知症に効果を期待できる報告がいくつかみられています．

コリンエステラーゼ阻害薬3剤の中でガランタミンはなかなか特徴を述べることが難しい薬剤だと思っています．半減期が短いことから1日2回の服薬が必要なことは実臨床で服薬管理を家族や周囲の人々が行うとの考えから不利な点といえます．ガランタミンを実際に使用してきた私の印象では，臨床効果はマイルドなことから易怒性の発現はドネペジルよりもはるかに少ないように感じています．ですから，易怒性がやや目立つ初診アルツハイマー型認知症患者にしばしば処方しています．また，85歳を超えた高齢アルツハイマー型認知症にも適した薬剤ではないかと考えています．脳血管障害を伴うアルツハイマー型認知症にもガランタミンをしばしば処方するようにしています．

　脳血管障害を伴うアルツハイマー型認知症にガランタミンを使用した事例を呈示します．

> **事例** 69歳，男性，脳血管障害を伴うアルツハイマー型認知症
>
> 妻からの病歴では，65歳頃からもの忘れが目立ち始め何回も同じことを聞いてきます．その後あまり病状について気にしていなかったのですが，現在，入浴後2時間もしないのに風呂に入ると言い張るので困っています．深夜に勝手に入浴し整容が困難なので家族を起こす，自分の性器をいじっているので妻が注意すると暴力行為に及ぶ，尿便失禁が毎日みられています．日時や曜日は全くわかりません．口数が少なく日中ぼっとしていることが多い．糖尿病にて近医で治療中ですが本人ひとりでは服薬管理ができません．診察では，構音障害と左不全片麻痺がみられ歩行は可能ですが小股歩行を示しています．頭部CTスキャンでは，右前頭葉と右側脳室近傍の白質，左尾状核や左側脳室近傍に陳旧性脳梗塞病変が散在しています 図2-6．いずれの脳梗塞も発症時期は不明ですが，病態から脳血管障害を伴うアルツハイマー型認知症と診断し，ガランタミンの投与を開始しました．表2-3 は，HDS-Rの半年までの経時的変化を示したものです．認知機能障害の改善効果に関してはなかなか評価しにくい面もあるかと思いますが少なくとも悪化はしていないようです．

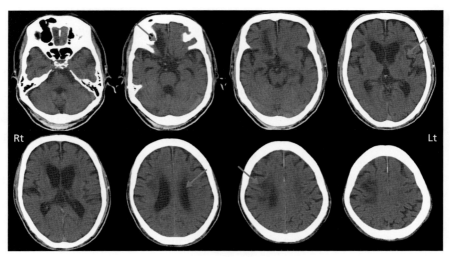

図 2-6　頭部CTスキャン，69歳，男性，脳血管障害を伴うアルツハイマー型認知症

表 2-3　HDS-R，69 歳，男性，脳血管障害を伴うアルツハイマー型認知症

	初診時	3カ月	半年後
年齢	0/1	1/1	1/1
日時の認識	0/4	2/4	1/4
場所の認識	2/2	2/2	2/2
3 単語の復唱	2/3	3/3	3/3
計算	1/2	1/2	1/2
数字の逆唱	0/2	0/2	0/2
3 単語の遅延再生	1/6	2/6	0/6
5 物品名の記憶	2/5	3/5	3/5
単語の列挙	0/5	0/5	0/5
合計	8/30	14/30	11/30

ではリバスチグミン（リバスタッチ®，イクセロン®）に話題を移したいと思います．

リバスチグミンは，抗認知症薬のなかで唯一の貼付薬であり，アセチルならびにブチリルコリンエステラーゼ阻害という 2 つの作用によって認知症症状の進行抑制効果を期待できる薬剤とされています．国内後期第Ⅱ相/Ⅲ相試験の結果[9]では，生活障害（ADL 障害）に対して有意な抑制効果が認められており，とくに外出と（薬を）服用との項目で有意差が確認されているようです．海外の臨床試験でも同様の結果が得られていることからアルツハイマー型認知症でみられる生活障害に有効かもしれません．しかしながら，生活障害の改善効果は他のコリンエステラーゼ阻害薬でも期待できることからこの要因で差別化をすることは難しいと思います．

私の印象では，リバスチグミンは認知症症状，とくに認知機能障害に対して比較的長期間にわたる改善効果を期待できるのではないかと考えられます．私の外来でのデータを 図 2-7 に示します．いずれも開始前の点数と各時期での点数の差分が 1 点以上改善しているときには改善群，1 点以上

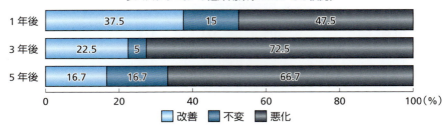

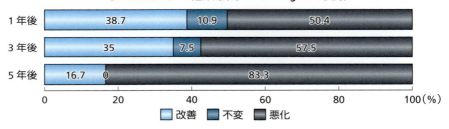

図 2-7 リバスチグミンの臨床効果

(八千代病院　愛知県認知症疾患医療センターのデータ)

悪化しているときには悪化群，変化がないときには不変群と規定し検討しています．MMSE でみますと，1 年後で 52.5％，3 年後には 27.5％，5 年後には 33.4％が改善あるいは不変となっています．ADAS-J cog. でも同様の傾向が観察されています．コリンエステラーゼ阻害薬は，開始後 1 年前後で効果が減弱してくるともいわれていますが，リバスチグミンは 5 年の経過の中で比較的臨床効果が継続するように見受けられます．ただし，このデータの解釈には注意もまた必要です．このような長期的効果を検討する臨床研究では，長年通院してきている認知機能障害を含めて比較的状態の良好な患者群が対象となります．臨床経過中に身体疾患を合併したり，認知症が進んだ結果施設入所をしたりした患者群は，本検討から脱落しているのです．つまり認知症を含めて状態の良い患者だからこそ長年通院可能であり本検討に含まれていることから，リバスチグミンの臨床効果が過大に評価されている可能性も考慮しなければなりません．

リバスチグミンの最大のデメリットは貼付部位の瘙痒感や紅斑などの皮膚症状の出現だと思います．

リバスチグミン発売時の国内後期第Ⅱ相/第Ⅲ相試験での主な副作用として，18mg 群（n＝287）では貼付部位紅斑が 39.4％，貼付部位瘙痒感 34.8％，接触性皮膚炎 23.7％と皮膚症状が当然ながら上位を占めています．消化器系では悪心 6.6％，嘔吐 5.9％でした．やはり貼付薬の宿命として紅斑や瘙痒感などの皮膚症状がしばしばみられるといえます．

　この皮膚症状が貼付継続を困難にしている最大の要因との視点から，基剤を変更した製剤（新基剤製剤）が 2019 年秋に発売されました．旧製剤は，薬物層と粘着層による二層構造をなしていましたが，新基剤製剤は薬物相のみとなり，基剤としてスチレン・イソプレン・スチレンブロック共重合体を用いることで旧製剤のシリコン系基剤よりも粘着力は低いものの皮膚刺激性の原因となる粘着付与剤を含まないことから，皮膚症状の軽減を可能にしています．また，ウサギによる角質剝離比較試験から新基剤製剤では旧基剤に比して角質剝離量の減少が確認され角質損傷による皮膚症状の発現が軽減されることが期待されます．

加賀利先生，この皮膚症状への対策などを教えてください．

新基剤製剤を使用した私の経験では，確かに紅斑などの皮膚症状の出現は少なくなっているようですが，剝がれやすい印象を受けています．たとえば，入浴したりプールで泳いだりすると剝がれる，夜背中に貼付して寝ると寝返りをすることで翌朝には剝がれていることがしばしばあるなどの訴えが聞かれます．旧基剤に比べて粘着性がやや弱いのでしょうか．夜間に剝がれてしまう患者では前胸部に貼付するよう指導しています．この剝がれやすさから経口薬に変更せざるを得ない患者もみられます．

　現在，リバスチグミンは，9mg から開始し 1 カ月後に 18mg に増量する 1 ステップ法が主流になっていると思います．以下に私が考えている増量の手順と皮膚症状への対策について述べていきます 図 2-8．

第 2 章 ●アルツハイマー型認知症の薬物療法（抗認知症薬の使いかた）

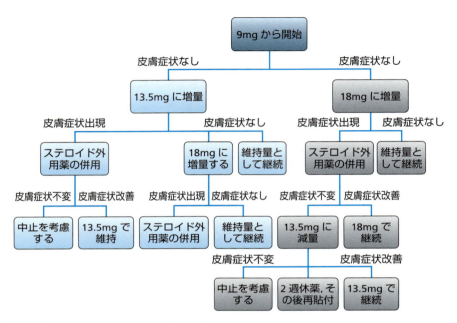

図 2-8 皮膚症状からみたリバスチグミン処方の手順

① まず開始は 9mg からでよいと思います．多くの患者ではこの用量で皮膚症状の出現をみることはありません．もしこの段階で浮腫を伴う紅斑が出現するならば，それはアレルギー性の可能性が高いことからただちに貼付を中止すべきです．患者ならびに家族にもその旨を十分説明しておくことが重要です．

② 9mg で皮膚症状がみられないことが確認できた場合，すぐに 18mg に増量する選択肢も当然あるのですが，私は患者の状態によってまず 13.5mg に増量することも行っています．その選択条件は，高齢で体重の少ない患者や皮膚症状がないといわれても「うっすら赤くなります」「少し痒みがあります」と家族が述べる患者，18mg にすぐに増量して大丈夫かなと漠然とした不安感を感じる患者（医学的根拠のないことですが）などです．

③ 9mg から 18mg に増量しても皮膚症状が出現しないときにはその用量

で継続します．では 9mg から 13.5mg への増量で皮膚症状が出現しない場合，さらに 18mg までの増量を図るかあるいは 13.5mg を維持量として継続するかは難しい選択になるかと思います．私の外来では 13.5mg を維持量としている患者も少なからずみられます．

④ 9mg から 13.5mg あるいは 18mg いずれに増量する場合でもステロイド外用薬のフルメタローション®を 1 本一緒に処方しておきます．これは，増量後に皮膚症状が出現した際に使用するためです．紅斑が出現したとき次に貼付する部位にまずフルメタローション®を 5, 6 滴丸く塗布します．フルメタローション®は速乾性があるので 30 秒もすると乾くのでそこにパッチを貼付します．そして剥がした後にもフルメタローション®を 5, 6 滴塗っておくとよいと思います（剥がした後に紅斑がなければ塗らなくてもよいかもしれませんが）．皮膚症状が出現しない場合にはフルメタローション®を使用する必要はありません．このような主旨で患者と家族にフルメタローション®の使用法を前もって説明しておくとよいでしょう．

⑤フルメタローション®を使用しても紅斑の軽減を図れない場合の方針として 18mg に増量した段階で紅斑が初めて出現した場合には 13.5mg に減量します．減量にて紅斑が軽減あるいは消失するならば 13.5mg を維持量として継続します．減量しても紅斑の軽減を図れないときには 2 週間前後貼付を休止するか貼付継続を諦めるかの選択肢となります．9mg から 13.5mg に増量した時点で出現した紅斑に対してフルメタローション®を使用しても紅斑の軽減を図れないときにも同様の選択肢になるかと思いますが私の経験ではこの場合には以降の貼付を諦めて他のコリンエステラーゼ阻害薬に変更せざるを得ないことが多いようです．

⑥貼付を開始する際，私はまず背中に貼るように指導しています．背中を 4 等分してローテーションで貼る場所を変更するようにしています．そして背中に紅斑が出現してきたときには，両肩から上腕と前胸部に貼付部位を変更するよう指導します．

⑦発売当初は，保湿剤（たとえばヒルドイド®軟膏やローションなど）を単独あるいはステロイド外用薬と合わせて使用していましたが，貼付を

介助する家族も高齢者が多く塗布手順の理解が不良なこと，ステロイド外用薬と保湿剤との併用塗布の煩雑さなどから現在ではほとんど保湿剤を処方することはありません．

⑧紅斑が出現した用量のパッチを半分に切って離れた2カ所に貼付することで紅斑の軽減を図る考えもありますが，私はこれを実行したことはほとんどありません．そこまでするならば他のコリンエステラーゼ阻害薬に変更したほうがよいと思います．

⑨リバスチグミン貼付に関して最後に述べたいことは，紅斑が出現した際には貼付継続をあまり引っ張らずに早めに貼付を諦めて他のコリンエステラーゼ阻害薬に変更することを考えて欲しいということです．

最後にメマンチン（メマリー®）について伺います．

メマンチンは，開発当初ドパミン遊離作用を示すことからパーキンソン症候群や認知機能障害，痙縮などに使用されていたのですが，その後，N-メチル-D-アスパラギン酸（N-methyl-D-aspartate: NMDA）受容体阻害作用が見出され，2004年に抗認知症薬として米国で上市され，わが国では2011年に中等度から高度アルツハイマー型認知症を対象に発売されています．

認知症治療におけるメマンチンの位置付けに関してはなかなか難しいように感じています．確かに認知症症状の進行抑制効果を期待できるのだろうとは思いますが，実臨床でアルツハイマー型認知症に対してメマンチンを投与した結果，認知症症状の進行が目に見えて改善した，あるいは進行抑制が認められたとの感触を得ることは少ないように思います．

メマンチンは，抗認知症薬に属する薬剤ですが行動・心理症状BPSDに対しても薬効を持つといわれていますがその点に関して解説をお願いします．

メマンチンは，認知症症状の進行抑制効果を期待できる薬剤ですが，開発時の国内第Ⅲ相臨床試験のデータでは，プラセボ群に比して行動障害（徘徊，無目的な行動及び不適切な行動）と攻撃性（暴言，威嚇や暴力及び不穏）に有意な改善効果を示していました 図 2-9．臨床試験開始時において Behave-AD による評価で攻撃性のみられなかった患者群が経過中に攻撃性が出現した頻度をみますと，プラセボ群が 26.0％であったのと対照的にメマンチン群ではわずか 9.7％しか発現していないことが明らかになっています 図 2-10．これらの結果から，メマンチンの特徴として，「認知機能障害の進行を抑制し，言語，注意，実行及び視空間能力などの悪化の進行を抑制します」とともに「攻撃性，行動障害などの行動・心理症状の進行を抑制します」との文言があげられています．

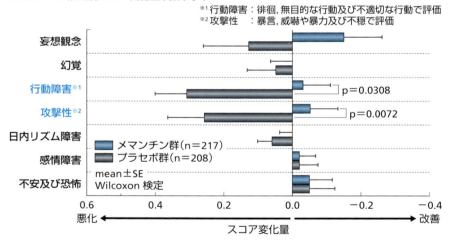

図 2-9　メマンチンの行動・心理症状（BPSD）に対する効果　Behave-AD での検討
（第一三共　承認評価資料から著者が一部改変作成）

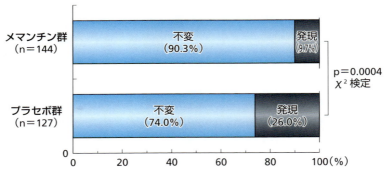

※最終時：中止，脱落例については，その時点での評価を最終データとして評価した．

- 対象　中等度から高度のアルツハイマー型認知症患者 432 例（50 歳以上）のうち試験開始時に症状が認められなかった 271 例
- 方法　プラセボ対照二重盲検比較試験．メマリー又はプラセボを 1 日 1 回朝食後，24 週間経口投与．
メマリーは 5mg/日から開始し，1 週間に 5mg ずつ増量，20mg/日を維持量とした．
- 安全性　副作用は，メマリー群 63/221 例（28.5%），プラセボ群 49/211 例（23.2%）に認められた．

図 2-10　メマンチンの「攻撃性」発現に対する抑制効果
（第一三共　承認評価資料から著者が一部改変作成）

私がメマンチンの行動や感情，言動に対する抑制効果に気づいたのは，発売後にメマンチンを処方した 3 番目の患者でした．軽度の易怒性はあったのですが，新発売になったメマンチンを深く考えることなく処方したところ，2 週後に家族からおとなしくなった，妙に静かになったのでやや気味が悪いと言われたことから，メマンチンにはやや抑制効果があるのではないかと疑ったことが始まりでした．それ以降，易怒性を示す患者に処方し注意深く観察すると易怒性の軽減する患者が少なからずみられることがわかりました．しかし易怒性が全く軽減しない患者も存在していました．メマンチンは，一部の患者で易怒性などの感情障害をやや軽減させる働きがあるのではないかと考え，その後意図的に易怒性や攻撃性，興奮などの行動・心理症状 BPSD を示す患者にメマンチンを処方した結果，アルツハイマー型認知症患者の行動や感情，言動の抑制効果，安定化作用を確信するに至りました．**図 2-11** は，私のデータですが，初診時に NPI でなんら

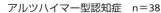

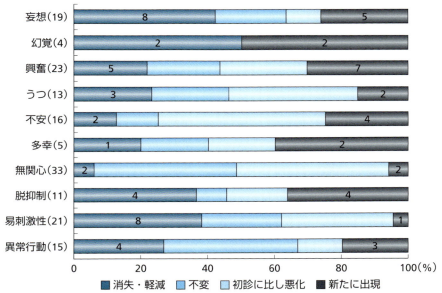

図 2-11 メマンチン服薬1年後のBPSDの変化（NPIでの評価 初診時症状あり）
棒グラフ内の数字は人数を示す.

かの行動・心理症状 BPSD を認めたアルツハイマー型認知症患者にメマンチン 20mg を投与し1年後の BPSD の変化を検討したものです．妄想や幻覚，脱抑制，易怒性は4割前後で消失あるいは軽減をみています．一方，うつや不安，無関心は初診時に比して悪化していました．活発な症状はやや抑制し，逆に投与前におとなしいタイプにはやや抑制的に働くこともあることがわかりました．この結果から私は，易怒性や暴言，不穏，攻撃性などを示す初診患者やコリンエステラーゼ阻害薬を服薬している再来患者の易怒性などに対して向精神薬投与の前にメマンチンを処方するように心がけています．

 加賀利先生，実際にメマンチンを処方した経験から副作用あるいは不都合な状態としてどのようなものがみられるのでしょうか．

私は 400 名以上の患者にメマンチンを処方してきましたが，服薬開始時のめまいと傾眠が大きな問題だろうと考えています．さらにメマンチンは，患者の行動や感情，言動をやや抑制する効果があることから，その薬効が過ぎると過鎮静という状態を惹起することがあります．以下に過鎮静をきたした事例を呈示します．

> **事例** **87歳，女性，アルツハイマー型認知症**
>
> 夫と2人暮らし．病前に夫との関係は不良ではありませんでした．84歳時，大腿骨頸部骨折で入院した頃から暴言が目立ってきました．夫に対して「てめえ！」と悪態をつくようになり暴力行為もみられます．86歳時にガランタミンが処方されましたが食欲低下にて服薬ができず，現在抑肝散が出ていますが効果はないようです．要介護2に認定され週2回デイサービスを利用していますが，それ以上利用回数を増やすことは拒否しています．診察室では，愛想よく多弁で脱抑制．自分の言動や行動に対して反省の弁を述べますが深刻感はありません．初診時，MMSE14点，HDS-R17点，ADAS-J cog.16点でした．診断後に行動や感情，言動の安定化を期待しメマンチンを開始しました．10mg の段階で家族は，「一度，理由なく包丁を持ち出したことはあるが，おおむね日中はにこにこしていて機嫌はよさそう」とのことでした．多少メマンチンの効果があると判断し増量しました．20mg に増量5日目から自力で立てない，横になっていることが多い状態が出現したことから 15mg，さらに 10mg への減量を指示しましたが 10mg でも笑顔がみられず食欲の低下がみられています．ぼっとしてなにもしない．ほとんど喋らない状態が継続するとのことでメマンチンによる過鎮静と判断し中止しました．中止翌日から夫への暴力行為が再燃しています．

上記の事例のようにメマンチンによる抑制的な効果が過ぎますと，口数が少なくなる，元気がない，なにもしなくなったなど行動や感情，言動の過鎮静状態を呈することがあります．アルツハイマー型認知症は基本的にはなにもしなくなる病気ですが，メマンチン開始後にこのような状態が認

められる場合には薬の副作用を考えるべきです.

■抗認知症薬による易怒性や攻撃性への対応

抗認知症薬，とくにドネペジルは易怒性を増悪させるとの意見もあるようですが，この点に関してご意見を伺いたいと思います.

ドネペジルによって易怒性や興奮が出現した，増悪したとの意見をしばしば耳にします．高度のアルツハイマー型認知症に対するドネペジル塩酸塩10mgの安全性及び有効性（アリセプト特定使用成績調査）[10]をみますと，対象807名中142名（17.6％）になんらかの副作用が発現していました．その中で精神神経及び神経系障害などの項目をみますと，72名の患者になんらかの副作用が確認されています．攻撃性3名，激越17名，怒り1名でしたが，激越2名を除くすべては服薬開始60日以内に発現していました．807名中の21名を多いとみるかそれほどではないと考えるかで意見は分かれるとは思いますが，ドネペジルの服薬を開始してから2カ月以内に攻撃性や激越が出現することがあるのは間違いないかと思います．

私は，抗認知症薬を服薬している患者で易怒性や攻撃性がみられたとき，短絡的に薬の副作用と考えるべきではないと思っています．抗認知症薬で易怒性などがみられた際の考えかたを以下に述べていきます．

①アルツハイマー型認知症のなかで経過とともに怒りっぽい（易怒性），落ち着かない，夜寝ないなどの症状が出現する，あるいは増悪する患者をみることはよく経験することです．そのような患者ではコリンエステラーゼ阻害薬が以前から投与されていることが多いのでこの薬剤の副作用と考えがちですが，実際には疾患の自然経過に基づく場合も少なくありません．もちろん，行動や感情，言動を活性化させるコリンエステラーゼ阻害薬が症状をさらに悪い方向に修飾していることはあるでしょう．つまり，コリンエステラーゼ阻害薬の作用だけではなく疾患の自然経過も加味された結果ではないかと考えるべきなのです．実臨床では複眼的

な視点をもつことが求められます.

②次に考えることとして，家族や周囲の人々が進行性の病気であることを十分理解できず，患者の言動や行動を注意する，怒ることで逆に患者が易怒性や暴言，攻撃性などの反応を示す場合が想定されます．易怒性や興奮などの症状が家族や周囲の人々の不適切な対応によって惹起されてしまうのです．逆に述べると適切な対応，上手な接しかたをすることで易怒性や興奮などが出現しない場合もあるのです.

③コリンエステラーゼ阻害薬服薬直後に易怒性を示す場合には，アルツハイマー型認知症ではなくレビー小体型認知症の可能性がないかを考えるべきです．レビー小体型認知症ではコリンエステラーゼ阻害薬にも薬剤過敏性を示すことはしばしば経験するものです.

　これらの可能性をまず考慮し除外した上でその後の対策を考えるべきであると強調したいと思います．易怒性や暴言，攻撃性がコリンエステラーゼ阻害薬の副作用ならば，なぜ服薬を開始した直後にこれらの症状が出てこないのでしょうか．何年も経てからどうしてこれらの症状が出現してくるのでしょうか．その点を考えるべきです．おそらく軽度の段階ではコリンエステラーゼ阻害薬の効果が悪い方向には働いていなかったのでしょうが，疾患の進行に伴い神経細胞の壊死がより進みコリンエステラーゼ阻害薬の効果が過剰にあるいは不必要に作用しすぎているのではないかと推測されます．ですから，コリンエステラーゼ阻害薬を短絡的に中止するのではなく処方方法を工夫することが臨床医に求められているのです.

　私は，コリンエステラーゼ阻害薬で易怒性や暴言などがみられた際には以下のような手順で対策を講じています 図2-12 .

①選択肢は2つです．コリンエステラーゼ阻害薬を減量するかあるいは減量せずにメマンチンを追加・処方する選択です.

②コリンエステラーゼ阻害薬の減量で易怒性などが軽減したならばその用量でしばらく継続していきます．コリンエステラーゼ阻害薬を減量して

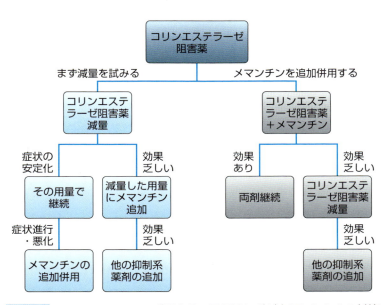

図 2-12 コリンエステラーゼ阻害薬で易怒性などが出現したときの対策

も易怒性などが軽減しない場合には，メマンチンを追加処方していきます．メマンチンの追加で易怒性などが軽減することが少なくありません．
③コリンエステラーゼ阻害薬の減量でしばらく経過をみていると家族から「もの忘れが進んできていますがどうしたらよいでしょうか」と尋ねられることがあるかもしれません．その際に抗認知症効果を期待してメマンチンを追加処方するとよいでしょう．
④コリンエステラーゼ阻害薬を減量しメマンチンを追加しても易怒性などの軽減を図れないときには，その他の抑制系薬剤を追加せざるを得ないかもしれません．
⑤現行のコリンエステラーゼ阻害薬を減量しないでメマンチンを追加処方する選択肢もあり私はこの方法をしばしば用いています．メマンチンの追加で易怒性の軽減を図れたならばそのまま両剤を継続していきます．
⑥メマンチンを追加しても易怒性などの軽減を図れないとき，次に行うのはコリンエステラーゼ阻害薬を減量することです．この減量で効果を確

認できればその用量で両剤を継続します．効果がみられないときにはその他の抑制系の薬剤を追加するしか方法はないでしょう．

加賀利先生，事例を呈示しながらこの点に関してもう少し詳しい解説をお願いします．

実臨床では，抗認知症薬の服薬中に易怒性や暴言を吐くなどの状態を示す患者を診療する機会は少なくないと思います．以下に事例を呈示しながらその対策を考えていきます．

> **事例　83歳，女性，アルツハイマー型認知症**
>
> 　2年前（81歳）にアルツハイマー型認知症と診断されドネペジル 5mg が処方されています．その1年後に 10mg に増量されましたが，その2カ月後から易怒性が増し，コップを投げる，包丁を首に当てて「死んでやる！」と叫ぶ状態がみられるようになりました．現在，些細なことで怒りだし夫に対して「早く死ね」と暴言を吐きます．MMSE は 16 点，HDS-R は 17 点でした．診察では外面は良好ですが脱抑制で多幸でした．
>
> 　本事例で考えるべきことは，ドネペジルが 5mg から 10mg に増量されてから易怒性が増悪している点です．おそらくドネペジルによる易怒性亢進が関与していることは間違いないと思います．しかし，それだけではなく HDS-R が 17 点と認知症は中等度に進展していることからアルツハイマー型認知症の自然経過としての易怒性の可能性も推測されます．ドネペジルを 10mg から 5mg に減量する対策は必要ですが認知症が進んでいることから同時にメマンチンを追加併用する選択肢を考えるべきです．
>
> 　本事例では，ドネペジルを 5mg への減量を指示し同時にメマンチン 5mg の併用を開始，1週後に 10mg に増量しました．2週後（メマンチン 10mg），感情面ではだいぶ落ち着いてきており穏やかになっている，夫との諍いはなくなったと家族は述べていました．

事例 **88 歳，女性，アルツハイマー型認知症**

8 年前からドネペジル 5mg を服薬しています．家族からの相談は，「患者が攻撃的になっているので困っている，ドネペジルは怒りっぽくさせる薬剤と聞いているが中止をしたほうがよいか？」でした．家族にどのようなときに怒りっぽい，攻撃的になるのかを尋ねますと，自分（患者）を風呂に入れてくれない，食事を食べさせてくれないと言って怒り出すそうです．患者の言い分は，昨日，入浴のときに呼んでくれなかった，自分をのけ者にしているとのことですが，家族の言い分は呼んだけどそのときに患者が自室のある 2 階から降りて来ずしばらくしてから降りてきて怒り出したというのです．認知症が進んできますと，言語的な呼びかけだけでは行動に移らないことが多いのです．この場合には家族が 2 階に上がっていって患者を直接風呂場に誘導するほうがよいのです．また，食事に関しても家族は夕飯ですよと呼んだけれどもそのときに患者は食卓に来ず，しばらくしてから食堂に来たときに家族全員が食事を終えようとしているのをみて怒り出したのです．呼ぶだけではなく患者を食卓に誘導する行動をすべきだったのです．このように家族は患者に関して以前と同じように呼ぶだけで行動を開始すると考えているのですが，実際には認知症の進展に伴い行動の開始をしなくなっているのです．患者のそのときの状態に合わせた対応を家族が行うことができず患者が怒り出してしまうのです．ドネペジルの副作用ではないと考えるべきです．

事例 **84 歳，男性，アルツハイマー型認知症**

82 歳時にアルツハイマー型認知症と診断しドネペジル 5mg が開始されました．その後，身体症状として頑固な便秘がみられる以外には安定した状態が継続しており，家族を悩ませる行動・心理症状 BPSD はみられませんでした．週 2 回ゲートボールに出かけ散歩にも行っています．2 年後，家族から電話相談があり，患者が 2 回ほど包丁を振り回し「死んでやる」といって暴れたとのことです．妻と息子夫婦を呼んで事情を聴取しました．単身赴任をして

いた息子が海外から最近帰国し，現在，患者と妻，息子の3人暮らしです（息子の嫁は自分の母親の介護のため別居しています）．今回のエピソードは，妻が患者と息子の食事を準備する際，息子の食事の準備を優先して行ったため，患者が「俺を飢え死にさせるのか！」と激怒し包丁を振り回したことがわかりました．家族から話を聞くと実に些細なことで患者が包丁を振り回したことが判明しました．ドネペジルによる易怒性かと思われたのですが実は食事の順番で患者の意に添わない状況があったために激怒し刃物を振り回す事態になったのです．食事の準備などを患者優先して行えばなんら問題は生じなかったはずです．患者の気持ちを優先する対応を家族が取らなかったことで刃物を振り回したのであり，ドネペジルによる副作用ではなかったのです．

事例　82歳，男性，アルツハイマー型認知症

　1年前にアルツハイマー型認知症と診断しガランタミン（レミニール®）を開始し16mgを維持量としています．初診時には家族を困らせる行動・心理症状BPSDはみられず，週3回のデイサービスを利用しながらの在宅生活に支障はありませんでした．1年後，妻から「この3日ほど夜寝ない．1時間ごとに起き出している．昨日は23時頃に外に出て行ってしまった．追いかけると家からやや離れた所に立っていた．夜は全く落ち着かない状態です．原因として身体的にも精神的にも不安なことは思いつかない．私も疲れてしまい血圧が上がって調子が悪いのです．睡眠薬を出してくれませんか」との依頼を受けました．睡眠薬は転倒などの危険性があるので可能な限り使用は避けたいことから催眠効果を期待してメマンチン（メマリー®）5mg夕食後の服薬を開始しました．2週後，妻は「夜間の落ち着きにくさはよくなってきている．睡眠も割に取れるようになった」と述べていたことからメマンチンにて不安や不穏の改善が期待できると判断し増量を行いました．1カ月後，「夜はよく寝ている．笑顔がみられるようになってきている．自分から本屋に行って好きな本を選んで買うようになった，本の選択に時間はかかるが」とのことで不安や不穏の原因ははっきりしませんでしたがガランタミンにメマンチ

ンを併用することで行動や感情の安定化ができた事例です．

■抗認知症薬投与の意義

抗認知症薬に関しては，効果に乏しい，服薬する意義がないなど否定的な意見も少なからずみられるようですが，その点に関してご意見はありますか．

2018年6月24日の朝日新聞朝刊に「抗認知症薬　仏が保険適用除外」との見出しでわが国でも使用されている抗認知症薬4剤が医療保険の適用対象から外されることになったと報じています．その記事をみますと，副作用の割に効果が高くなく，薬の有効性が不十分であるとの理由からのようです．さらにこれらの薬剤はすでに7年前にも専門機関から「薬を使わない場合と比べた有効性が低い」との評価をすでに受けていたとのことです．

抗認知症薬に関しての功罪についてはドネペジルが上市されたときから，根治的な治療薬ではない，服薬していても認知症症状は進行することからその薬効に疑問を感じる，ドネペジルは興奮させる薬剤である，薬効としてMMSEが1点，2点改善したからといって生活能力に影響があるのか疑問であるなど多くの否定的，批判的な意見があったかと思います．私自身も現在の抗認知症薬に過大な期待をしているわけではありませんが，根治的治療薬が存在していない現在，認知症治療において抗認知症薬もある程度の役割があるのではないかとも考えています．以下に私が考えているいくつかの役割について述べてみたいと思います．

アルツハイマー型認知症では認知症症状が進行するほど生活障害もまた目立ってきます．さらに家族や周囲の人々が困る行動・心理症状BPSDがより出現しやすい傾向にあるかと思います．生活障害やBPSDの出現を少しでも遅らせるとの視点から認知症症状の進行抑制効果をもつ現在の抗認

第 2 章 ●アルツハイマー型認知症の薬物療法（抗認知症薬の使いかた）

知症薬は必要であるとの考えもあるかと思います．私の外来に以下の患者が受診してきました．

> **事例**　**80 歳，女性　アルツハイマー型認知症**
>
> 　同居男性からの病歴です．76 歳頃からもの忘れに気づかれました．77 歳まで車の運転をしていましたがしばしば接触事故を起こしています．もの忘れは明らかに進行し，現在，ゴミの分別をできない，料理やカラオケをしなくなっています．季節にあった衣服の選択や整容を全くできず重ね着もみられます．昼頃無断外出し 5 時間ほど行方不明になったこともあります．43 年前に死亡した母親はどこに行ったのかと何回も聞いてくるので周囲は困っています．内科的，神経学的に問題はありません．初診時 MMSE は 9 点でした．自動車運転の継続とトラブル，生活障害，無断外出と徘徊，妄想的言動が出現してきてから医療機関を受診してきた高度アルツハイマー型認知症患者です．ここまで進行してきた時点で医療機関を初めて受診してきた場合，薬物療法あるいは非薬物療法の有効性や実効性は限定的とならざるを得ません．この段階に至る前に受診をしてほしかったと同時に早めの受診で抗認知症薬を服薬していたらもう少し進行が遅れた可能性があったかもしれません．その視点から抗認知症薬の早めの服薬も決して不適切ではないと私は考えています．

　次に，抗認知症薬の効果には個人差があることから臨床的に薬効を実感できる患者もみられることです．図 2-13 はリバスチグミン（リバスタッチ®，イクセロン®），図 2-14 はガランタミン（レミニール®）服薬 1 年後の MMSE 総得点の変化を示したものです．開始前に MMSE を施行し薬剤使用 1 年後に再度 MMSE を施行しその差分を棒グラフで示しています．リバスチグミンは開始時に比して 10 点以上の改善から 10 点以上の悪化，ガランタミンは 6 点の改善から 8 点の悪化とそれぞれ 20 点以上，14 点の範囲で得点が分布していることがわかります．つまり，大幅な改善群をみると抗認知症薬は臨床効果を示していると判断できますし，大幅な悪化

40

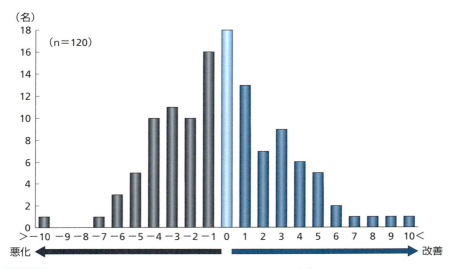

図 2-13 リバスチグミン服薬1年後におけるMMSEの変化
（八千代病院　愛知県認知症疾患医療センターのデータ）

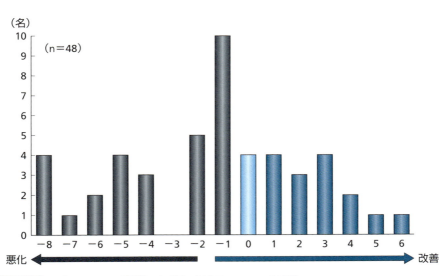

図 2-14 ガランタミン服薬1年後におけるMMSEの変化
（八千代病院　愛知県認知症疾患医療センターのデータ）

群をみると抗認知症薬の効果は乏しいと判断されることになります．抗認知症薬の薬効には個人差が大きいのではないかと推測され，臨床効果を示す患者群にとって抗認知症薬は有益といえると思います．

　ついでレビー小体型認知症に対してドネペジル（アリセプト®）を処方すると認知機能障害や幻視が著明に改善する事例を経験することから脳内の機能に何らかの好ましい作用があるのではないかと推測されることです．コリンエステラーゼ阻害薬は，脳内のアセチルコリン系を賦活する作用を有することから脳機能の改善あるいは維持を期待し投与する意義があるように感じています．

　以上の視点から，現行の抗認知症薬は根治的治療薬ではありませんが処方するあるいは服薬する意義はそれなりにあると解釈してもよいのではありませんか．

　もう1点，これは非難を受ける意見かもしれませんが，アルツハイマー型認知症と診断された家族は薬物療法なしでは不安を感じる，納得しない場合も少なくありません．アルツハイマー型認知症と診断されますと家族に伝えると，「治るお薬はありませんか」「進行を抑える薬があると聞いているのですが，出してもらえませんか」などと尋ねられることが多いのですが，そのときに「薬はありますが効果を期待できない，服薬する意義はないといわれていますから，上手な介護や適切な対応をしながら様子をみていきましょう」と伝えられたら家族はどう考えるでしょうか．家族の立場で考えますと，効果が乏しいといわれても少しでもよいから進行を抑えたい，なんとかしたいと考えているはずです．私は，そのように考えている家族には「現在の抗認知症薬は，根本的に治す働きはありませんし薬の効果を過大に期待してもなりません．認知症を進行させない対策を10とすると抗認知症薬の役割はそのなかの1あるいは2くらいの役割しかありません．より大切なことは病気を正しく理解し，上手な介護，適切な対応をどれだけ行うことができるかです．抗認知症薬は，御守り代わりと考えて服薬していきましょう」と説明し抗認知症薬を処方しています．

■抗認知症薬の少量投与

厚生労働省が抗認知症薬の少量投与に関して通達を出していると思いますが，海老手先生，解説をお願いします．

2016年6月1日付にて，厚生労働省保険局医療課から社会保険診療報酬支払基金（支払基金）と国民健康保険中央会（国保中央会）に対して，抗認知症薬を添付文書で規定された用量未満で投与されている事例を一律に査定することがないよう求める事務連絡が出されました．診療報酬明細書（レセプト）に記載されている減量などの理由（症状詳記）などを参考にして個々の事例に応じて医学的判断をして審査するよう要請されています．つまり，この通達で抗認知症薬は添付文書に記載されている維持量よりも少ない用量でも使用が可能になったともいえるわけです．たとえば，メマンチンは添付文書では20mgが維持量とされますが正当な理由（たとえば，20mgあるいは15mgでは浮動性めまいが出現し増量できない）があれば15mgあるいは10mgでも維持量として認められるということになるのです．本来ですとある薬剤で副作用が出現したときには，同様の薬効を期待できる他剤に変更するのが筋かと思われますが，なぜ抗認知症薬だけが維持量以下の用量でも保険で疑義が出ないしくみになるのかやや理解しづらい話ともいえます．

私は，患者の状態に合わせて抗認知症薬の用量を調整し処方することは理にかなっていると思います．たとえば，リバスチグミンは18mgまで必ずしも増量する必要はなく，13.5mgでも十分効果を期待できる患者はみられます．暴言や攻撃性など家族が困る行動・心理症状BPSDの軽減のためにメマンチンを処方した場合，患者の示す症状が軽減できた用量でしばらく維持してもよいのではないでしょうか．レビー小体型認知症に対してドネペジルを処方する際には，3mgで効果を発現している場合にはその用量で維持する事例をしばしば経験してきています（ドネペジルに関しては以前から3mgでの長期使用が認められています）．副作用や不都合な状態の出現によって維持量まで増量できないあるいは増量しないほうがよいと

考えられる患者が，数は少ないのですが存在することは明らかです．ドネペジルを 3mg に増量すると落ち着かなくなることから，1.5mg/ 日を維持量としているレビー小体型認知症の患者もまれにみられます．今までは，処方箋には 3mg/ 日と記載し，実際には半量を服薬させていたのですが，今後は症状詳記をすることで堂々と 1.5mg/ 日の処方箋を書くことが可能になったことは，私としては歓迎すべき事態と思っています．しかし，そのように処方や服薬方法に工夫を加える患者はごく少数です．大部分の患者では，添付文書に記載された維持量まで増量するのが最もオーソドックな考えかたではないかと思います．

抗認知症薬の少量投与にエビデンスはあるのでしょうか．

今回の通達で抗認知症薬は添付文書に記載されている維持量よりも少ない用量での使用が可能になったともいえます．リバスチグミンを例に考えてみましょう．リバスチグミンは，9mg から開始し 18mg に増量する 1 ステップ漸増法が現在は主流になっていますが，18mg で紅斑などの皮膚症状が出現したとき，9mg に減量し維持量としても今回の事務連絡では保険で査定されることはないと解釈されます．しかし，9mg の長期使用による臨床効果を示すエビデンスはないと思います．9mg からの増量ができないことからこの量で維持するならば，臨床効果が不明な用量を患者に押し付ける可能性はないのでしょうか．ガランタミンも同様です．初期用量として 8mg/ 日は服薬できたが 16mg/ 日に増量したときに消化器系副作用が出現した患者では，今回の通達を利用すると 8mg/ 日での長期使用が可能となります．8mg/ 日での有効性を示すエビデンスはあるのでしょうか．ガランタミンを維持量の 16mg/ 日まで増量できないときには，他剤に変更するのが正当な選択肢ではないかと私は考えます．

私は，この通達が悪用される可能性を憂慮しています．現在，抗認知症薬は少量でも臨床効果がある，添付文書に記載された維持量では認知症症状は悪化する，少量あるいはごく微量でなければならないなどの極論を唱え

る一部の医師がみられるかと思います．たとえば，抗認知症薬の処方に関して，ごく少量でも効果がある，維持量まで増量すると興奮するから（実際には維持量まで増量しても臨床症状に変化のみられない患者のほうが多い），ドネペジルは興奮させる薬剤であるなどと主張する医師のグループがみられます．私は，このような主張をする医師とは立場を大きく異にしています．確かにドネペジル 3mg で興奮する患者をみることはあります．しかし，それはドネペジルに限らずガランタミンやリバスチグミンでもみられる現象です．そもそもこれらコリンエステラーゼ阻害薬は，アセチルコリン系を賦活することで行動や感情，言動の活発化を期待できる薬剤と規定されているのです．ですからたとえば，ドネペジル 3mg で興奮や易怒性が出てきた場合には，薬効が過剰に発現してきていると判断すべきです．薬剤の減量や服薬方法を工夫することが実臨床では求められることだと考えています．その視点から考えますと今回の事務連絡で保険査定をされないことが担保されたことは歓迎すべきことですが，この通達を拡大解釈し抗認知症薬は怖い薬である，少量投与が望ましいと主張する医師らに悪用される可能性はないのでしょうか．

■文献

1) Arendt T, Brückner MK, Lange M, et al. Changes in acetylcholinesterase and butyrylcholinesterase in Alzheimer's disease resemble embryonic development-a study of molecular forms. Neurochem Int. 1992; 21: 381-96.

2) 日本神経学会, 監,「認知症疾患診療ガイドライン」作成委員会, 編. CQ6-7 Alzheimer 型認知症の薬物療法と治療アルゴリズムは何か. 認知症疾患 診療ガイドライン 2017. 東京: 医学書院; p. 224-9.

3) Howard R, McShane R, Lindesay J, et al. Donepezil and memantine for moderate-to-severe Alzheimer's disease. N Engl J Med. 2012; 366: 893-903.

4) Tiseo PJ, Foley K, Friedhoff LT. An evaluation of the pharmacokinetics of donepezil HCl in patients with moderately to severely impaired renal function. Br J Clin Pharmacol. 1998; 46: 56-60.

5) 石上裕剛, 梅津優子, 小林徳朗, 他. 血液透析患者におけるアリセプト®（ドネペジル塩酸塩）単回経口投与時の薬物動態. 腎と透析. 2011; 71: 144-51.

第 2 章 ●アルツハイマー型認知症の薬物療法（抗認知症薬の使いかた）

6) Suwata J, Kamata K, Nishijima T, et al. New acetylcholinesterase inhibitor (donepezil) treatment for Alzheimer's disease in a chronic dialysis patient. Nephron. 2002; 91: 330-2.

7) 合田朋仁, 高橋俊雅, 後藤博道, 他. アルツハイマー病を合併した血液透析患者における塩酸ドネペジル（アリセプト®）の薬物動態—経時的に血中濃度を測定できた 1 症例を含む 4 症例の検討−. 腎と透析. 2007; 63: 923-6.

8) エーザイ. アリセプトのすべて. 第 6 版. 2016. p.115.

9) 中村 祐, 今井幸充, 繁田雅弘, 他. 軽度および中等度アルツハイマー型認知症患者を対象とした rivastigmine パッチの国内第Ⅱb/Ⅲ相試験における事後の追加解析結果—ADAS-J cog, DAD, MENFIS, BEHAVE-AD, および改訂クリクトン尺度の下位項目別の探索的追加解析. 臨床精神薬理. 2012; 15: 575-83.

10) 本間 昭. 高度のアルツハイマー型認知症に対するドネペジル塩酸塩 10mg/日投与の安全性及び有効性（アリセプト®特定使用成績調査中間報告）. Geriatric Medicine. 2011: 49: 439-67.

■参考書籍
1) 日本腎臓学会, 編. CKD 診療ガイド 2012. 東京: 東京医学社; 2012.

第3章　アルツハイマー型認知症の非薬物療法

■ガイドラインからみた非薬物療法

中館先生: アルツハイマー型認知症の非薬物療法について話題を進めていきたいと思います．海老手先生，認知症疾患 診療ガイドライン 2017 では非薬物療法に関してどのような記載があるのでしょうか．

海老手先生: ガイドラインでは認知症全般に関して，CQ3A-7-1 認知症の非薬物療法にはどのようなものがあるか [1]，CQ3A-7-2 認知症の非薬物療法はどのような症状に効果があるのか [2]，で述べられています．非薬物療法として代表的なものは，認知機能訓練，認知刺激，運動療法，音楽療法，回想法，ADL 訓練，レクレーション療法，バリデーション療法などがあります．認知機能に働きかける非薬物療法や運動療法は認知機能障害に対する効果がある，運動療法は ADL の改善，音楽療法は行動・心理症状 BPSD に対する効果がある可能性がある，と記載されています．同時にこれらの非薬物療法の効果に関してはエビデンスが乏しい，ことも付記されています．

　アルツハイマー型認知症に関する記載としては，CQ6-8 Alzheimer 型認知症の薬物療法の効果は [3]，において非薬物療法の治療効果は，患者の嗜好や実施者の力量に大きく左右されるため，治療法の優劣を決めることに意味は乏しい．患者が進んで参加できることが大切であり，必要に応じて複合的に行われることが望ましい，と述べられています．また，個別の非薬物療法として回想法と運動療法，音楽療法，光療法が取り上げられていますが，いずれも有効性の判断が困難，エビデンスレベルが低いなどとされています．

加賀利先生: 回想法をはじめとして多くの非薬物療法があることは十分理解できるのですが，実際の臨床の場面で，とくにかかりつけ医の先生がた

の医院やクリニックでこれらを施行できるでしょうか．おそらくほとんど不可能ではないかと思います．では，認知症専門医療機関で施行することができるでしょうか．一部の大学や研究機関で採算を度外視した上での研究としては成り立つでしょうが，ほとんどの医療機関では保険の問題を含めて実際に行うことは難しいといえます．

　結局のところ，実臨床ではアルツハイマー型認知症と診断した後，非薬物療法としては病態の説明とケア全般の指導，そしてデイサービスやデイケア，ショートステイなど介護サービスの利用を勧めていく，経過の途中で生じた行動・心理症状 BPSD への薬物療法によらない対応のアドバイス，介護家族への心理的サポートに尽きるのではないかと思っています．

■かかりつけ医ができる非薬物療法

ここでは，かかりつけ医の先生がたが実臨床で行うことができる非薬物療法について考えていきたいと思います．その中でアルツハイマー型認知症と診断した後の病気の説明がその後の介護を進める上でも重要といえます．適切な介護を進めていく上で介護家族がアルツハイマー型認知症を正しく理解することが必須といえるからです．加賀利先生，この辺からお話をお願いできますか．

以下でアルツハイマー型認知症を説明するポイントを箇条書きにして示します．これらを参考にアルツハイマー型認知症と診断した患者ならびに家族に病態の説明と介護指導を行うとよいでしょう．

①アルツハイマー型認知症は，脳の神経細胞が壊れることで生じる病気であること，そして現在の医学では根治的な治療法が確立していないこと，診断が正しければ認知症症状は緩徐に進行・悪化していくことをまず説明します．この部分はアルツハイマー型認知症を正しく理解する上で必須の事柄です．

②アルツハイマー型認知症と確実に診断を下すことができない事例に対しては，確実ではないが臨床症状などからアルツハイマー型認知症に進展

している可能性が高いこと，厳密な診断は病理学的検査に拠らなければならないこと（生前に確実に診断を下すことが難しい），アルツハイマー型認知症を想定し今後の介護を考えていくことが実際的なこと，より確実な診断は 1 年前後の経過をみることが必要なこと（診断が正しければ 1 年すると症状が進行・悪化するあるいは新たな症状が出現してくる）などを説明すると患者ならびに家族はある程度は納得してくれるものと思います．この説明で納得しない場合には認知症専門医療機関に紹介し確定診断を仰ぐのも選択肢のひとつです．

③自分の能力低下に対する認識，医学的には病識といいますが，病識の欠如あるいは乏しいことがアルツハイマー型認知症の特徴のひとつです．この病識の欠如が本当に存在するのか否かに関しては議論もありますが，少なくとも日常生活の中で患者自身は今まで通りになんでもできる，できていると考えているあるいはそのように振る舞うことは事実です．そのように考えている患者に対してあなたの行動や言動は間違えていますと指摘しても患者と家族の間で諍いが生じるだけです．家族や周囲の人々は患者自身が示す言動や行動をまず傾聴し，肯定的に受け入れることが介護の第一歩となるのです，と家族に伝えるようにします．

④アルツハイマー型認知症は脳の病気ですが，運動障害や嚥下障害など身体的な症状は高度に進展しないと出現してきません．ですから，家族が適切な介護を行うことができればかなり長期にわたって自宅での生活を継続することが可能になるのです．たとえば，入浴時に洗髪をしない，体を洗わない患者がみられるとします．その場合，家族が一緒に風呂に入り洗髪などの援助を行うあるいは実際に家族が洗髪をしてあげるなどの対応をすればなんら問題は生じてこないはずです．これが，脳梗塞後遺症によって半身麻痺がありさらにフレイルなどで体力の低下がみられる患者では，自宅での入浴自体が困難となり早めの入所などになってしまうかもしれません．

⑤外面や取り繕いが上手な患者がみられます．自宅では暴言を吐いたりする患者が，町内で温厚な人間として振る舞うことがよくあります．あるいは介護認定の際に訪れる調査員に対してあたかも認知症がないかのよ

うに上手に対応する患者もしばしばみられます．取り繕いがうまいあるいは外面がよい患者に対しては，家族以外の第三者や権威があるもの（たとえば行政や医師など）からの働きかけが功を奏することが少なくないと思います．

⑥アルツハイマー型認知症は，基本的にはなにもしなくなる病気ともいえます．病気の進行に従って日々の生活の中で自身にてやれることが少なくなってくるあるいはやらなくなってくる病気です．やれないあるいはやらない事柄を家族や周囲の人々が手助けをしていくことが求められることであると家族に説明します．

⑦徘徊などが心配です，いつ出てくるのでしょうか？　などと家族から問われたとき，すべての患者に徘徊や暴力行為が出てくるわけではありませんし，どういう患者に出やすいかを予測することはできないのです．家族が困った症状や状態が出てきたときにその対策を考えるようにしましょう，と家族に伝えます．

アルツハイマー型認知症と診断された患者の家族にとって医師に尋ねたいこと，心配なことは多様です．家族の求めに合わせた説明をできるスキルを身につけておきたいものです．上述のポイントを中心に個々の事例ごとに説明に工夫を加えていくとよいでしょう．

アルツハイマー型認知症と診断後にデイサービスやデイケアの利用を勧めることになるかと思いますが，スムーズに利用を開始できる指導のコツなどはあるのでしょうか．

他動的な働きかけを期待してデイサービスなどを利用するよう勧めるのは実臨床では常套手段といえます．私の経験では，ほとんどのアルツハイマー型認知症患者では医師の勧めを受け入れてデイサービスなどの利用を開始してくれます．その中でごく一部の患者が利用を拒否する，嫌がることがあるのですが，ここをどう考えていくかが課題になるかと思います．
　利用を拒否する，嫌がる事例に遭遇した際，まず考えるべきことは，な

ぜその患者が利用を拒否するあるいは嫌がるのかの原因を探索することです．その理由として，
①自分は病気ではないからそのような利用は必要ない
②自分は他のことで忙しいからそのようなところを利用する時間はない
③他人と交わりたくない，大勢のいる場所が嫌い，ひとりでいたい
④高齢者の多いそんなところには行きたくない
⑤明確な理由はなく利用したくない
などと患者が考えていることが想定されます．これらの原因に即した勧めかたを講じていきます．たとえば，①の場合，「高齢になりますと足腰が弱くなってきますしもの忘れも増えてきます．足腰の衰えを防いだり脳を賦活したりするためには体や脳のリハビリテーションが必要です．そのためにも近くの施設に出向いてリハビリテーションをしましょう．送迎もしてくれるので心配はいりません」などと伝えてデイサービスやデイケアの利用を勧めるようにします．

独居のアルツハイマー型認知症患者に対する介護指導をどうしたらよいでしょうか．

独居高齢者でアルツハイマー型認知症と診断した後，連れてきた家族には今後の生活の場をどう設定するかを患者とともに考えるように伝えます．選択肢は3つ，
①現在の独居生活を継続する，
②いままで離れて暮らしていた家族との同居を開始する，
③適切な介護施設に入所する，
の3つであろうと思います．これ以外の選択肢はまずないでしょう．後者の2つの場合には患者を介護する者（家族あるいは介護スタッフら）を確保できるのでよいのですが，問題は独居生活を継続する選択をした場合です．患者の生活支援体制の構築をどのように指導していくのかあるいはいけるのかが課題になってきます．以下に考えられる具体策をあげていきます．

第 3 章 ●アルツハイマー型認知症の非薬物療法

①基本は同居していない家族のサポートと公的サービス利用の組み合わせ
です．家族がどれだけ患者の生活援助に関与することができるのかを見
極めます．家族の支援を全く期待できない場合には公的サービスをどれ
だけ利用できるかがポイントになります．

②いずれにしても介護認定を受けることが大前提となります．可能ならば
要介護 1 以上の認定が欲しいところです．要介護 1 以上になるとかな
り広範囲に公的サービスを利用することができるからです．

③生活支援体制の構築のためには，患者の現在の生活能力を評価すること
が必要になります．患者ひとりでなにができるのかあるいはなにができ
ないのかを把握することで，その後の援助の質が異なってきます．たと
えば，女性患者で料理などの家事全般はなんとか遂行可能ですが服薬管
理が十分できないときには，そこに焦点を当てた対策を講じます．男性
患者で日々の食事の準備が困難なときには宅配サービスや訪問ヘルパー
の介入を中心とした援助が求められるのです．その患者ごとに必要な援
助は異なるわけですから，個々の患者に適した生活支援体制の構築が必
要になります．

④独居患者の場合，訪問販売などに騙される危険性が常にあります．ここ
では詳細を述べることができませんので，訪問販売や悪徳商法への対策
については拙書「認知症に伴う生活習慣病，身体合併症状への対応〜実
臨床から考える治療とその実践〜」(中外医学社, 2019) の第 10 章を参
照してください．

⑤一部の独居患者では，自分だけでできるからと言い張り周囲の援助や介
入を拒否することがあります．拒否の強弱によって介入ができる可能性
もありますが援助や介入をすることができない場合も少なくありません．
この場合には，無理な介入をせずに待ちの姿勢が求められます．つまり
見守りを行い状況になんらかの変化をきたしてきたときに介入をする方
法です．この状況の変化は，決して良い方向への変化ではなく患者がな
んらかの困った状況に遭遇する場合に該当することが多いのです．

■文献

1) 日本神経学会, 監,「認知症疾患診療ガイドライン」作成委員会, 編. CQ3A-7-1 認知症の非薬物療法にはどのようなものがあるか. 認知症疾患 診療ガイドライン 2017. 東京: 医学書院; p.67-8.

2) 日本神経学会, 監,「認知症疾患診療ガイドライン」作成委員会, 編. CQ3A-7-2 認知症の非薬物療法はどのような症状に効果があるのか. 認知症疾患 診療ガイドライン 2017. 東京: 医学書院; p.69-70.

3) 日本神経学会, 監,「認知症疾患診療ガイドライン」作成委員会, 編. CQ6-8 Alzheimer 型認知症の薬物療法の効果は. 認知症疾患 診療ガイドライン 2017. 東京: 医学書院; p.230-2.

第4章 レビー小体型認知症の薬物療法

■認知機能障害に対する薬物療法

中館先生: それでは，レビー小体型認知症の薬物療法について海老手先生から解説をお願い致します．まず認知機能障害に対する薬物療法からお話を開始してください．

海老手先生: レビー小体型認知症の薬物療法を考えるとき，まず標的症状，つまり治療薬によって軽減を図りたい症状はなにか，どの症状を最優先に改善すべきかを考えることが重要です．図 4-1 に標的とする症状とそれに対して効果を期待できるといわれている薬剤を示しました．認知機能障害の改善あるいは進行抑制には抗認知症薬が最優先される薬剤といえます．

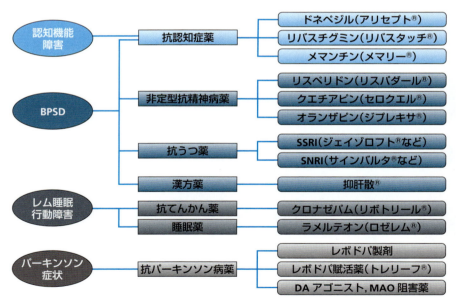

図 4-1 レビー小体型認知症に対する薬物療法

認知機能障害に対する抗認知症薬についてレビー小体型認知症の臨床診断基準 2017 年改訂版 [1] の薬物療法の項目をみますと，リバスチグミンならびにドネペジルのメタ解析から，たとえ病態の改善を図れないとしても認知機能や全般機能，日常生活動作の改善を目的としたコリンエステラーゼ阻害薬の使用は支持される，と記載されています．Stinton らによるメタ解析の結果 [2] からもドネペジルならびにリバスチグミンによる認知機能障害の改善効果が示されています．メマンチンに関しては十分なデータはありませんが，単独使用あるいはコリンエステラーゼ阻害薬との併用によって忍容性の確保あるいは効果を期待できるかもしれないとされています．ガランタミンに関しての記載はありません．

　認知症疾患 診療ガイドライン 2017 の CQ7-6 Lewy 小体型認知症 dementia with Lewy bodies（DLB）の認知機能障害の薬物療法はあるか [3] では推奨として，DLB 患者の認知機能障害に対してコリンエステラーゼ阻害薬の有効性を示す報告がある，と記載されています．わが国では，ドネペジル（アリセプト®）だけがレビー小体型認知症に対して保険適用を取得しています．やや古い報告ですが，2011 年，Movement Disorder Society からリバスチグミンが効果を期待でき臨床的に有用であるとのコメント [4] が出されています．

　McKeith ら [5] は，レビー小体型認知症に対するリバスチグミンカプセルの有用性を 120 名（実薬群 59 名，プラセボ群 61 名）の患者を対象としたプラセボ対照二重盲検比較試験で報告しています．二次評価項目である MMSE や臨床全般評価では両群で有意差を見出せなかったのですが，コンピュータ化認知評価システムの反応スコアが 12 週後，20 週後の評価で実薬群において有意な改善が確認されたと報告されています．

　Emre ら [6] は，パーキンソン病と診断され 2 年以上経過後に認知症を呈した認知症を伴うパーキンソン病 PDD 541 名（MMSE が 10 点から 24 点）を対象にリバスチグミンの臨床効果を評価しています．ADAS-cog. の 24 週後の評価では，リバスチグミン群では 2.1 点の改善に対してプラセボ群では 0.7 点と有意な悪化を示していました．

　海外ではレビー小体型認知症あるいは認知症を伴うパーキンソン病

PDDに対してリバスチグミンは比較的好意的な評価をされているようですがわが国では保険適用を取得していませんので実臨床での使用には注意が必要になってきます．レビー小体型認知症に対してリバスチグミンを使用する際には保険病名はアルツハイマー型認知症とせざるを得ません．

加賀利先生： 表4-1 に私が実臨床で行っている薬物療法の具体策を示しました．私は，レビー小体型認知症と診断した患者には認知症症状の進行抑制あるいは幻視の軽減を期待し原則としてドネペジル（アリセプト®）の投与を試みるようにしています．レビー小体型認知症に対してドネペジルは，アルツハイマー型認知症以上に認知機能障害の改善効果を期待できると考えていますし長期的な維持効果も観察されます． 図4-2 は，アルツハイマー型認知症とレビー小体型認知症に対するドネペジルの長期的な臨床効果を比較したものです．評価項目としてMMSEを用いてドネペジル開始時から7年後までの臨床効果を示しています．アルツハイマー型認知症では，ドネペジル開始後からMMSE総得点は緩徐ですが悪化していることがわかります．一方，レビー小体型認知症では，患者数は少ないのですがドネペジル開始後からMMSE総得点はおおむね改善効果を持続しています．私の外来での検討から，ドネペジルはアルツハイマー型認知症よりもレビー小体型認知症でより薬効を期待できるのではないかと考えています．しかしながら注意すべき点として，レビー小体型認知症では経過

表4-1　実臨床から考えるレビー小体型認知症に対する薬物療法の具体策

1) 認知症症状の進行抑制効果のためにはドネペジルの処方が原則（保険適用を取得している）．
2) ドネペジルを使用できないときにリバスチグミンを試みる（保険適用外である）．
3) ドネペジルは幻視の軽減を期待できることが少なくない．
4) 行動・心理症状BPSDに対して使用する抗精神病薬はクエチアピンが勧められる（糖尿病患者には禁忌）．
5) 行動・心理症状BPSDに対して抑肝散を使用する際にはまず1日2.5g 1回の使用から開始する．
6) パーキンソン症状にはレボドパ製剤が第一選択薬．必要に応じてゾニサミドを追加する．その他の抗パーキンソン病薬の使用は望ましくない．

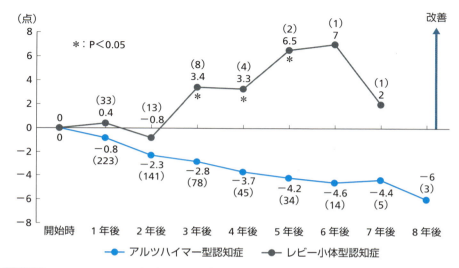

図 4-2 アルツハイマー型認知症,レビー小体型認知症におけるドネペジルの長期的な臨床効果（MMSE での検討）（ ）内は患者数

中に精神症状の悪化がみられることもしばしばあり，そのような事例はドネペジルの継続が困難であったり向精神薬が併用開始されたりすることで臨床評価から脱落してしまうことが少なくありません．ですからレビー小体型認知症でみられるこの臨床効果は，ドネペジルを服薬していく上で条件のよい患者群が対象になっていることを差し引いて考えねばならないともいえるのです．

以下にドネペジルが著効した事例を呈示します．

> **事例**　ドネペジルが著効した 82 歳，男性，レビー小体型認知症
>
> 　80 歳頃からもの忘れが目立ち始め，日にちがわからないと言うようになってきました．同じことを何回も言う．整容や金銭の扱いに支障はありませんでした．同じ頃から月に 1 回幻視の訴えがみられてきました．「昨日泊まった青い人はどうなった？」と聞いてきます．夕方になると自宅内に猿や犬がい

第 4 章 ● レビー小体型認知症の薬物療法

ると述べることもありました．人物誤認はありません．数年前から数カ月に1回大きな声で寝言を言うことがあり，睡眠中に四肢をばたばた動かす行動がみられています．抗不安薬を1，2回服薬したら朦朧としてまっすぐ歩くことができず著しい傾眠を示していました．症状に動揺性がみられ，この数日はとても調子が悪いのですが，2カ月前は調子が良く正常かと思われたとのことでした．動作緩慢などの運動障害は認めません．

変動する認知機能障害に幻視，レム睡眠行動障害，薬剤への過敏性が観察されレビー小体型認知症と診断されます．その後，ドネペジルを開始し半年後に薬効評価のために神経心理検査を施行しました 図 4-3．いずれの検査も初診時に比して改善（ADAS-J cog. は点数が下がるほど改善と判断されます）が認められ，NPI では幻視と妄想の消失を確認しています．ドネペジルの服薬で認知機能障害や精神症状の改善をみた事例です．

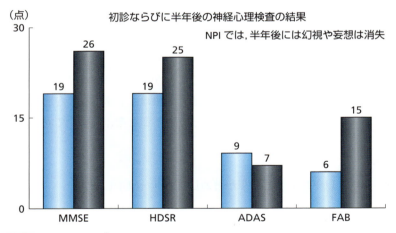

図 4-3 アリセプト®が著効したレビー小体型認知症　82 歳，男性

> **事例**　ドネペジルの効果が 6 年以上継続している初診時 79 歳，男性，レビー小体型認知症

75 歳頃からもの忘れ症状が出現し，夜間に何かを探す行動障害がみられま

した．身体疾患で通院している主治医に相談をしましたが，病気ではないと言われ相手にしてくれませんでした．77歳時，運転中に意識障害を起こし老女をはねて死亡させる人身事故を起こしています．最近，部屋の隅に動物や見知らぬおじいさんがみえると訴えます．深夜3時に着替えて出て行こうとする行動もみられます．症状の動揺性は気づかれていません．身体的には四肢に軽度筋強剛，動作緩慢がみられパーキンソン症状の存在を確認できます．

認知機能障害に幻視，パーキンソン症状，レム睡眠行動障害，一過性意識消失発作が認められ，レビー小体型認知症と診断しました．その後，ドネペジル3mgから開始し5mgに増量し現在まで経過をみています．図4-4は，MMSEとADAS-J cog.を指標にドネペジルの臨床効果を示したものです．6年にわたって認知機能障害に対する維持効果が継続していることがわかります．

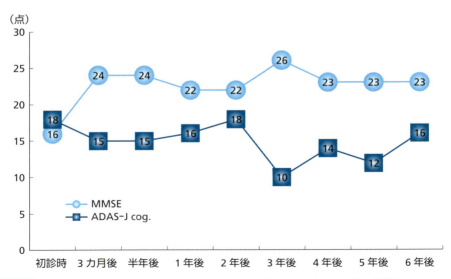

図4-4 ドネペジルの臨床効果が6年継続している事例　初診時79歳，男性，レビー小体型認知症

第4章 ●レビー小体型認知症の薬物療法

> **事例** **80歳，女性，認知症を伴うパーキンソン病PDD**
>
> 　3年前にパーキンソン病と診断され抗パーキンソン病薬が開始されました．もの忘れ外来受診の1年前から理解力の低下，とんちんかんな返答が多くなってきました．半年前から夫を死んだ実父と間違えるようになり，自発性の低下や意欲の減退も目立ってきました．外出時迷子になり5時間ほど行方不明になったこともあります．症状に動揺性がみられ，調子の良し悪しがはっきりしています．神経学的には仮面様顔貌を示し，構音障害に加えてふるえるような発語，頭部に振戦がみられます．動作緩慢で巧緻運動は拙劣でした．PDDの診断にてドネペジル細粒3mgを開始しました．10日後，最初の3日間は半分（1.5mg），その後は3mgを服薬していますが，家族は「調子が良いよう．表情が明るくなった．読まなかった新聞を再度みるようになった．動作が迅速になってきた」と述べていました．1カ月後，5mgを朝2/3，寝る前に1/3飲ませているそうですが，「テレビや新聞をみるようになった．調子が良いと台所仕事を自分でするようになった．夫を父親と誤認することに変わりはない」とのことでした．診察では笑顔がみられ起居動作もスムーズになってきました．
>
> 　パーキンソン病で発症しその後認知症に進展した事例であり，ドネペジルが行動や感情，言動面で効果を示しさらに運動障害の改善にも寄与したと考えられます．客観的な証拠としてMMSE総得点が1カ月の間に10点から21点に改善していました 表4-2．

表 4-2 MMSE, 80歳, 女性, PDD

	初診時	1カ月後
日時に対する見当識	0/5	4/5
場所に対する見当識	2/5	4/5
3物品名復唱	3/3	3/3
計算	1/5	2/5
3物品名遅延再生	1/3	2/3
物品呼称	2/2	2/2
文章復唱	0/1	1/1
3段階の指示に従う	0/3	2/3
書字命令に従う	1/1	1/1
文章書字	0/1	0/1
図形構成	0/1	0/1
合計得点	10/30	21/30

レビー小体型認知症にドネペジルを処方する際の注意点はいかがでしょうか？

レビー小体型認知症に対する効能・効果をみますと，「通常，成人にはドネペジル塩酸塩として1日1回3mgから開始し，1〜2週間後に5mgに増量し，経口投与する．5mgで4週間以上経過後，10mgに増量する．なお，症状により5mgまで減量できる」となっています．アルツハイマー型認知症に処方する手順と同様と考えると処方しやすいと思います．

　国内第Ⅲ相プラセボ対照二重盲検比較試験における主な副作用（承認時評価資料）ではパーキンソニズムがあげられ，プラセボ群2名（4.3％），5mg群2名（4.3％），10mg群4名（8.2％）と報告されています．また国内第Ⅲ相継続長期投与試験（国内第Ⅲ相プラセボ対照二重盲検比較試験と統合した1試験として実施）における副作用は，5mg群と10mg群の合計96名でパーキンソニズム10名（10.4％），食欲減退4名（4.2％），不眠4例名（4.2％），悪心3名（3.1％），頻尿3名（3.1％）でした．

レビー小体型認知症にドネペジルを処方する際，注意すべき主なポイントは2つです．まず，アルツハイマー型認知症と同様に消化器系副作用の発現です．服薬直後から吐き気，嘔吐，食欲低下，胃部不快などを訴える患者が少数ながら存在しています．これらの副作用が出現しますと我慢して服薬を継続できないことがほとんどなので，早めに中止をするようにしています．2番目は，ドネペジルの初期用量によって易怒性や興奮などの不都合な状態を生じる危険性を認識しておくことです．アルツハイマー型認知症でもドネペジルの服薬で易怒性が亢進する事例を経験しますが，レビー小体型認知症ではその反応はより激しい状態になることを時々経験します．

事例　ドネペジルによる過剰反応を示す76歳，男性，レビー小体型認知症

1年前に頭がおかしいと患者本人が訴え始め，近医でMRI検査を受けるも異常はないと言われました．3カ月前に不眠を訴えメンタルクリニックを受診し，スボレキサント（ベルソムラ®）とラメルテオン（ロゼレム®）が処方されましたが，睡眠効果はありませんでした．その後に動作緩慢と歩行時ふらつきが出現し，総合病院神経内科でレビー小体型認知症と診断され抗パーキンソン病薬が開始されました．家族が私の外来での治療を希望され受診してきました．診察では「夜間に大勢の人間が来ている，ここにゴミがたくさんある」などの幻視を訴え，パーキンソン症状の存在も確認できました．睡眠障害を標的としてスボレキサントとラメルテオンを中止し，代わりにクエチアピン（セロクエル®）25mg就寝前の服薬に変更したところ，夜間の睡眠確保が可能になりました．その後に抗パーキンソン病薬に加えてドネペジル（アリセプト®）細粒3mg朝食後の服薬を指示しました．服薬後数日してからイライラ感や不穏，易怒性が出現し，夜間の不眠が再燃するようになりました．服薬開始時に指示しておいたように家族はドネペジルを半量（1.5mg）に減らして服薬させましたが焦燥感や不穏，易怒性などの改善がないことから中止となっています．ドネペジルによる薬剤過敏性と考えられる事例です．

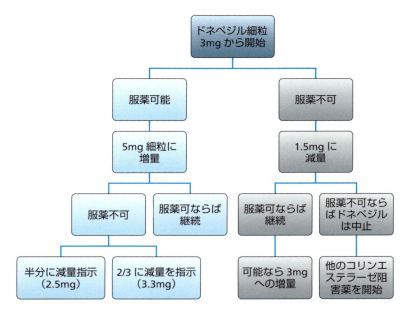

図 4-5 レビー小体型認知症に対するドネペジル細粒使用の手順

　私は，レビー小体型認知症にドネペジルを処方する際には 図 4-5 の手順を原則としています．

① 初回の処方は細粒（ドライシロップあるいはゼリー製剤でもよい）で 3mg から開始します．なぜ錠剤や D 錠でなく細粒なのかといいますと，3mg でも易怒性や興奮などの不都合な状態が出現する危険性があるので，これらが出てきたとき細粒ならば微調整が可能なことから半量（1.5mg）に減らして服薬することが容易だからです．実臨床ではそのように患者と家族に指示しておくとよいでしょう．

② 半量（1.5mg）に減量した患者で不都合な状態が消失したならば，その用量を維持量として継続していきます．半量に減らしても易怒性などの不都合な状態が継続するならば，その時点でドネペジルの服薬を諦めることにしています．次の選択薬は難しいのですが前述の文献[4]が推奨するリバスチグミンになるかと思います．

③3mg の服薬が可能と判断したとき，5mg に増量しますがその際にも細粒での処方を継続します．なぜならば 3mg で問題を生じなくても 5mg に増量すると易怒性などの不都合な状態が新たに出現する可能性があるからです．細粒ならば，5mg の半分（2.5mg）あるいは 3 分の 2（3.3mg）に減量が可能であり服薬継続ができることになります．

④原則は 5mg での維持ですが患者によっては 3mg で維持せざるを得ない場合もあるかと思います．維持量として 3mg あるいは 5mg が決まったら，患者や家族の希望で錠剤あるいは D 錠に変更してもよいと思います．

⑤薬効を判断する目安は難しいのですが，3mg あるいは 5mg の段階で幻視が軽減から消失，覚醒がよくなる（家族は，しっかりしてきた，元気が出てきた，活発になってきたなどと訴えます），以前の状態に戻ったなどが効果ありの目安になるかと考えています．

⑥5mg からの増量の手順について一定の基準はないと思いますが，もし増量するならば，10mg へすぐに増やすのではなくまず 8mg に増量してしばらく経過をみていくのがよいでしょう．増量の理由として，もの忘れ症状が進んできた，幻視を訴えるようになったあるいは一時軽減していた幻視が再燃してきた場合が多いかと思います．

ドネペジル以外のコリンエステラーゼ阻害薬はレビー小体型認知症に効果を期待できるのでしょうか．

前述しましたように，リバスチグミン（リバスタッチ®，イクセロン®）に関しては，海外では比較的評価が高いようです．ガランタミンのレビー小体型認知症 DLB あるいは認知症を伴うパーキンソン病 PDD に対する報告例は少ないのですが，表 4-3 にその概略を示しました．

表 4-3　PDD, DLB に対するガランタミン報告例

- Aarsland D, et al. Cognitive, psychiatric and motor response to galantamine in Parkinson's disease with dementia. Int J Geriatr Psychiatry. 2003; 18: 937-41.

  PDD のみ（DLB は除外）　16 名

	improved	no change	worse
Cognition	8 (62%)	1	4 (31%)
Hallucination	7 (78%)	1	1
Parkinsonism	6 (46%)	4	3
MMSE (± 3)	6 (46%)	5	2

- Edwards KR, et al. Efficacy and safety of galantamine in patients with dementia with Lewy bodies: a 24-week open-label study. Dement Geriatr Cogn Disord. 2007; 23: 401-5.
  DLB50 名　NPI-12 が開始時から 8.24 点改善（幻視と夜間の行動障害）(p=0.01)
- Litvinenko IV, et al. Efficacy and safety of galantamine (reminyl) for dementia in patients with Parkinson's disease (an open controlled trial). Neuroscience and Behavioral Physiology. 2008; 38: 937-45.
  PDD 41 名（G; 21, P: 20）MMSE, ADAS-cog. Clock drawing test, FAB で有意に改善

私は，レビー小体型認知症と診断した患者で数名にリバスチグミンを使用した経験をもっています．以下に長期的薬効を維持することができた事例を呈示します．

> **事例　初診時 80 歳，男性，レビー小体型認知症**
>
> 　受診の 1 年前に別居している息子が来てパソコンを壊していったと述べていました．さらに庭の灯籠に変なものが付いている，庭に落ちている木の枝葉が虫にみえると訴え始めました．その後，夜間に無断で出て行ってしまったことがありました．自宅のトイレの場所がわからない，自宅での車庫入れの際に自損事故を起こしたこともあります．動作がやや緩慢になってきています．MRI ではびまん性脳萎縮がみられ，脳 SPECT 検査では両側後部帯状回と内側後頭葉に血流低下が観察されました．明らかな症状の変動性ならびに

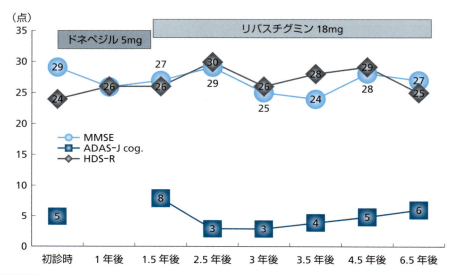

図 4-6 リバスチグミンの臨床効果が 5 年継続している初診時 80 歳，男性，レビー小体型認知症

> 四肢の筋強剛や振戦などは認められませんでしたが，臨床診断としてレビー小体型認知症を考えました．ドネペジルを開始しましたがマットから虫が出てくる，浴槽の中に大きな虫がいるので入浴できないなどの訴えが継続し家族から薬の変更希望が出されたことからリバスチグミン 4.5mg を開始し漸増していき 18mg を維持量とし現在に至っています．図 4-6 に神経心理検査の経時的変化を示しました．MMSE ならびに HDS-R，ADAS-J cog. いずれもドネペジルからリバスチグミンに変更後 5 年を経てもほぼ一定の数値で推移していることがわかります．リバスチグミンもレビー小体型認知症に対して長期的薬効を期待できる事例が存在するものと思われます．

 ドネペジルは，幻視や妄想などの行動・心理症状 BPSD にも効果を期待できるのでしょうか．

国内第Ⅱ相・第Ⅲ相プラセボ対照二重盲検比較試験いずれも行動・心理症状 BPSD に対する効果として，ドネペジルで用量依存的な改善が認められましたが，第Ⅲ相試験ではプラセボ群でも改善がみられ統計学的にはプラセボとの間に有意差を認めませんでした．したがいまして効能・効果に関連する使用上の注意では「精神症状・行動障害に対する本剤の有効性は確認されていない」と記載されています．前述の Stinton らのメタ解析[2]では，ドネペジルの精神症状に対する有効性が示されています．

レビー小体型認知症患者を多数診療してきた私の経験では，ドネペジルの開始によって幻視が著明に改善あるいは消失する患者が少なからずみられています．ドネペジルによって覚醒度が上がることで幻視が見えにくくなってきているのではないかと推測しています．以下にドネペジルが幻視に著効を示した事例を呈示します．

事例　83歳，女性，レビー小体型認知症

80歳頃からもの忘れと事実誤認の話が多くなってきました．買い物や料理をできず季節に合った衣服の選択も困難です．動作緩慢で歩行は不安定．些細なことで怒るが怒ったことをすぐ忘れてしまう．症状の動揺性は不明です．現在，困っていることは火の不始末と娘を自分の妹と誤認する，窓の外を誰かが通過したと言い張ることです．診察では，四肢の筋緊張は正常範囲で振戦はありません．左膝をかばう歩行を呈しています．MMSE は 21 点，HDS-R は 18 点でした．レビー小体型認知症と診断し微調整が可能なドネペジル細粒を選択し 3mg から開始しました．家族には 3mg でも不都合な状態（消化器系副作用の出現や不穏，易怒性の亢進など）が生じる可能性を説明しておきました．2週後，誰かがいるような気配（実態的意識性）は持続していますが幻視の訴えはやや軽減してきました．5mg 増量1カ月後，患者から幻視は全くなくなったと告げられました．その後，両下肢に軽度筋強剛が認められ日常生活動作の低下もみられることからレボドパ製剤を併用し現在に至っています．

レビー小体型認知症では薬剤過敏性が問題になるかと思いますが，ドネペジルに関してはどうなのでしょうか．

レビー小体型認知症の臨床診断基準 2017 年改訂版[1]では，抗精神病薬に対する薬剤過敏性の記述はわずか 5 行しかありません．その理由として D_2 受容体拮抗作用を有する抗精神病薬の使用が限定されてきているからとされています．この改訂版ではドネペジルの過敏性に関しては言及していません．

　ドネペジルをレビー小体型認知症に対して使用する際，抗精神病薬と同様に薬剤過敏性の可能性を忘れてはならないと思っています．ドネペジルのレビー小体型認知症に対する薬効は 3 通りに分類されます．アルツハイマー型認知症と同様に服薬しても臨床像で著明な変化を示さないタイプ，幻視などの行動・心理症状 BPSD や認知機能障害が著明に改善するタイプ，そしてドネペジル服薬によって臨床像が著しく悪化するタイプです．前 2 者に関しては臨床上の問題はないのですが，ドネペジルの服薬によって不穏や攻撃性が出現するあるいは悪化する，夜間寝ない，パーキンソン症状の悪化で歩行困難になる，妄想が悪化するなどのように不都合な状態に進展する場合には対応が困難になります．どのタイプを示すのかを服薬前に予測することはできませんので処方を開始する際に薬効が 3 通りあることを本人や家族に十分説明することが求められます．不都合な状態を呈した患者ではドネペジルの減量あるいは中止をすることになります．

私の経験ではドネペジルの服薬で行動・心理症状 BPSD が増悪する患者を時々経験します．

> **事例**　**71 歳，女性，レビー小体型認知症**
>
> 　受診の 3 カ月前から幻覚が出現してきました．男女の声が聞こえる，駐車している車の中に人がいる，自分は見張られている，川に捨てられ魚のえさにされる，などと訴えています．毎日徘徊もみられています．動作が緩慢になり夜間寝ない状態が継続しています．調子の良し悪しがはっきりしてい

すがレム睡眠行動障害 RBD はありません．HDS-R は 11 点，MMSE は 13 点でした．ドネペジル開始後，10 日目頃から終日独語がみられ廊下を歩き回るようになり，易怒性や攻撃性，猜疑心が目立ってきました．半量に減らしても状態は変わらないとのことでした．クエチアピン（セロクエル®）に変更しましたが，症状の改善はみられず最終的には精神科病院に入院となりました．

　ドネペジルの服薬で独語や易怒性，攻撃性が増してしまい最終的には精神科病院への入院を余儀なくされた事例です．医師として患者の認知症症状を良くしようと考え薬物療法を開始したのですが，逆に病状を悪化させてしまう結果になってしまいました．

事例 **71 歳，男性，レビー小体型認知症**

　69 歳頃から朝起きた直後の状況を把握できない，自分で何をしたらよいかわからないと訴え始めました．しかし 1 時間ほどすると以前の状態に戻るとのことでした．2 階に数人の人がいると感じることがあると述べていましたが幻視や動作緩慢には気づかれていません．診察では，やや不遜な態度，突っかかる言いかたをしていました．パーキンソン症状は認めません．MMSE 21 点，HDS-R 19 点，ADAS-J cog. 12 点でした．レビー小体型認知症と診断しドネペジルを開始しました．服薬 7 日後，患者本人が勝手に自動車を運転し外出してしまい目的地に着けず自動車をどこかに置き忘れる出来事がありました．2 週後，路上で似ている車をみつけると勝手にその車を運転してしまったそうです．ドネペジル開始 2 カ月後頃から易怒性や暴力行為が頻繁にみられるようになり，ある朝，突然患者が包丁を持ち出して妻と息子を刺そうとする行動がみられました．

　この事例では，ドネペジル開始後から行動障害が目立ち始め，2 カ月後から易怒性や暴力行為が顕在化してきており，ドネペジルによる行動・心理症状 BPSD の悪化なのか疾患の自然経過なのかの判断は難しいのですが，ドネペジルの継続は困難と判断し中止になっています．

■幻覚・妄想に対する薬物療法

幻視を含む幻覚や妄想に対する薬物療法について解説をお願いします．

レビー小体型認知症の臨床診断基準 2017 年改訂版[1]をみますと，レビー小体型認知症に使用する向精神薬としてクエチアピン（セロクエル®）が推奨されています．低用量の使用ならば比較的安全性は担保できるであろうと記載されていますが，小規模のプラセボ対象二重盲検比較試験ではその効果は否定的であったと報告されています．クロザピン（クロザリル®）は，パーキンソン病でみられる精神病症状に有効性を示すデータはありますが，レビー小体型認知症に対しての有効性や忍容性に関しては確立していません．

私の経験では，レビー小体型認知症でみられる幻視に対してはドネペジルが第一選択薬であろうかと思います．幻視の多くはドネペジルの服薬で症状の軽減から消失を期待できると考えています．一方，幻聴に対してはドネペジルの効果を期待することは難しい印象を持っています．幻聴の治療はなかなか難しいのですが，ペロスピロン（ルーラン®）4mg から 8mg 夕食後の服薬で軽減した事例を経験しています．ドネペジルが効果を示さない幻視や妄想に対して糖尿病がない患者では，クエチアピン（セロクエル®）25mg 夕食後の服薬を試みる選択肢もあります．

幻覚・妄想以外の行動・心理症状 BPSD に対する薬物療法に関してはどうなのでしょうか．

レビー小体型認知症の臨床診断基準 2017 年改訂版では，コリンエステラーゼ阻害薬が幻覚・妄想とともにアパシー（無為・無関心）に対してかなりの改善効果を期待できるのではないかと記載されています．また，抗精神病薬は，死亡率を高めること，薬剤過敏性の視点から認知症，とくにレビー小体型認知症では可能な限り使用を避けるべきであると強調されています．そのなかで前述致しましたが低用量のクエチアピン（セロクエ

ル®）が他の抗精神病薬に比して比較的安全性が担保されています．ただし，小規模のプラセボ対象二重盲検比較試験[7]ではその有効性は証明されませんでした．パーキンソン病に伴う精神病症状（幻覚・妄想）にクロザピン（クロザリル®）が有効であるとのエビデンスはありますが，レビー小体型認知症での有効性と忍容性に関しては確立したものはありません．

認知症疾患 診療ガイドライン 2017 の CQ7-7Lewy 小体型認知症 dementia with Lewy bodies（DLB）の行動・心理症状 behavioral and psychological symptoms of dementia（BPSD），レム期睡眠行動異常症 REM sleep behavior disorder（RBD）に対する治療はあるか，でも同様の記載がなされています．以下にそこで記載されているポイントを列挙します．

①ドネペジルは，BPSD に対して効果がみられる場合があるのでその評価も有用である．
②メマンチンが妄想や幻覚，夜間の行動障害，食欲異常などに効果を示す報告がある．
③ハロペリドール（セレネース®）は，パーキンソン病に対して使用禁忌なことからレビー小体型認知症でも使用を控えるべきである．
④錐体外路徴候の副作用が軽いクエチアピンやアリピプラゾール（エビリファイ®）は比較的安全とされるが，そのエビデンスは乏しい．
⑤リスペリドン（リスパダール®）やオランザピン（ジプレキサ®）などの非定型抗精神病薬が効果を示す報告もあるが副作用で中止になる事例も少なくなく，必要最少量でかつ有害事象の発現に常に留意する．

レビー小体型認知症でみられる行動・心理症状 BPSD に確立した薬物療法は存在しないといえます．そこから個々の事例を勘案しながら治療薬を選択していくことになるかと思います．

私の個人的な考えになりますが，認知症疾患 診療ガイドライン 2017 を読んだからといって実臨床で具体的にどのように薬物療法が実施したらよいのかはわからないと思います．以下に実際の現場で行っている私の考え

第 4 章 ●レビー小体型認知症の薬物療法

かたを列挙します.

①レビー小体型認知症と診断後，認知機能障害の進展抑制を目的にドネペジルの開始を原則としています．アパシー（無為・無関心）の軽重などの病態に関係なくドネペジルを処方するようにしています.

②抗精神病薬は，非定型抗精神病薬のみを使用するようにしておりその選択に際して糖尿病の有無をまず考えます．糖尿病がなければクエチアピン（セロクエル®）12.5mg あるいは 25mg 夕食後か就寝前の服薬から開始をします．効果をみながら 1 日最大量を 50mg 前後に設定しています.

③問題は糖尿病をもつレビー小体型認知症での薬剤選択です．レビー小体型認知症の臨床診断基準 2017 年改訂版あるいは認知症疾患 診療ガイドライン 2017 にはどこにもその点に関しての記載がないのです．しかしながら実臨床で求められているのは，まさにその点ではないでしょうか．ですから私は，ガイドラインは道しるべとしては適切かもしれませんが実臨床では役に立たない場合が多いと常に述べているのです．論旨を戻しますと，糖尿病をもつレビー小体型認知症では，リスペリドン（リスパダール®）あるいはペロスピロン（ルーラン®），アリピプラゾール（エビリファイ®）を少量から開始するしか選択肢はないように感じています．リスペリドンならば，初回 0.5mg を夕食後あるいは就寝前の服薬から開始し，0.5mg ずつ漸増し 1 日最大量を 2mg に設定するようにしています．ペロスピロンならば，4mg を夕食後あるいは就寝前服薬から開始し，8mg 分 2（朝夕食後），12mg 分 2（朝 4mg，夕 8mg）などの様式で漸増していきます．私は，アリピプラゾールを使用した経験がないのですがパーキンソン症状の悪化を招く危険性があることから，使用する際にはパーキンソン症状を含む臨床経過を注意深く観察していくことが必要になります.

④夜間の睡眠障害や行動障害に対しては，鎮静・催眠効果を期待してメマンチン（メマリー®）を使用することがあります．5mg 夕食後あるいは就寝前服薬から開始し，1 週後に 10mg に増量しますが，この用量でしばらく経過をみるようにしています．増量に伴う過鎮静に注意が求めら

れます．

⑤メマンチンで夜間の睡眠確保が不十分なとき，糖尿病がなければクエチアピン（セロクエル®）を 12.5mg あるいは 25mg 就寝前の服薬を考えます．クエチアピンは幻覚や妄想に対する作用はそれほど強くはないのですが抗ヒスタミン作用が比較的強いことから催眠効果を期待できるのでレビー小体型認知症の不眠に使用することがあります．

⑥抑肝散は，1 日 3 包毎食後といった定型的な処方をせず，まず 1 日 1 回 1 包あるいは半包を夕食後あるいは就寝前に服薬してもらうようにします．レビー小体型認知症では，比較的少量の抑肝散でも効果を発揮することが少なくありません．抑肝散は 1 日 2 包までに留めておきたいものです．

上述の手順で治療を進めますが，実臨床では糖尿病をもつレビー小体型認知症にみられる行動・心理症状 BPSD に対する有効な薬物療法に苦渋することが多いのが本音です．

■ レム睡眠行動障害 RBD に対する薬物療法

レム睡眠行動障害 RBD に対する薬物療法について解説をお願いします．

レム睡眠行動障害の治療には，基礎疾患の同定と睡眠環境の整備，クロナゼパム（リボトリール®，ランドセン®）あるいはメラトニンによる薬物療法が主体となっています[8-10]．メラトニンは 3mg から 12mg，クロナゼパムは 0.5mg から 2.0mg の用量で治療を行うべきとの報告[11]がみられます（わが国ではメラトニンは薬剤として発売されていません）．レビー小体型認知症の臨床診断基準 2017 年改訂版でもクロナゼパムの就寝前服薬が効果を期待できるとされていますが同時に認知機能の悪化や歩行障害を生じる危険性も指摘しています．認知症疾患 診療ガイドライン 2017 でも同様の記載がみられ，さらにクロナゼパムが副作用などで使用できないときには，抑肝散やラメルテオン（ロゼレム®），ドネペジルで効果がみられた症例報告が存在すると述べています．

> **表 4-4** レム睡眠行動障害の薬物療法
>
> 1. リボトリール® 0.3g（クロナゼパムとして 0.3 mg）を就寝前に服薬．
> 2. 効果がなければ，1～2週ごとに 0.2g ずつ漸増する．
> 3. 患者が熟睡できるようになった，変な夢をみなくなったと言う，あるいは家族が大声を出さなくなった，奇異な行動がなくなったと述べたときの用量が維持量．
> 4. 1日最大量としてリボトリール® 1.5g 前後に設定する．
> 5. クロナゼパムで効果がないときの次の選択肢は難しい．ラメルテオン（ロゼレム®）か？

私は，レム睡眠行動障害に対してクロナゼパム（リボトリール®，ランドセン®）を第一選択薬として処方しています．表 4-4 に処方や効果判定の概略を示しました．クロナゼパム 0.3mg（リボトリール®として 0.3g に該当）を就寝前服薬から開始します．薬効をみながら 0.2mg ずつ漸増していき，患者から熟睡できるようになった，悪夢をみなくなった，家族から患者が大声を出さなくなった，寝相が良くなったなどの声が聞かれた用量を有効維持量としています．多くの患者ではクロナゼパム 0.5mg から 0.7mg の用量で効果を期待できると思っています．まれに 1.0mg から 1.5mg 前後まで増量する患者もみられます．クロナゼパムは，ふらつきや傾眠などの副作用が出やすいとされていますが，レビー小体型認知症のレム睡眠行動障害に使用した私の経験では，これらの出現はレビー小体型認知症に限っては非常にまれではないかと思います．ラメルテオンがレム睡眠行動障害に有効であったとの報告がみられますが，私の外来ではクロナゼパムによってほぼ全例で効果を確認できていることから現在までにラメルテオンを使用したことはありません．したがいましてラメルテオンのレム睡眠行動障害に対する効果を述べることはできないのです．

■パーキンソン症状に対する薬物療法

レビー小体型認知症にはパーキンソン症状を伴うことが少なくありませんが，パーキンソン症状の治療に関して解説をお願いします．

レビー小体型認知症の臨床診断基準 2017 年改訂版では，レビー小体型認知症でみられるパーキンソニズムは，（いわゆる）パーキンソン病に比してドパミン療法への反応がしばしば乏しい，さらに精神病症状発現の危険性を高める可能性があると述べられています．患者によっては低用量からのレボドパ製剤が有効性を示すことがあり，漸増することで精神病症状の増悪を最小限に抑えることができるともいわれています．ただし，レボドパ製剤の二重盲検無作為プラセボ対照比較試験は現在までなされておらず，有効性を示唆する報告の多くはオープンラベル試験を基にしています．

　認知症疾患 診療ガイドライン 2017 でも同様の記載がなされています．また，「必要に応じてドパミンアゴニスト徐放薬の少量投与を考慮してもよいが，レビー小体型認知症では幻覚や衝動制御障害などの精神症状を誘発しやすいので，その使用には十分に注意を要する」と追記されています．

　レビー小体型認知症でみられるパーキンソニズムにドパミンアゴニストの使用が適切か否かに関しては確立した決まりはないようです．やや古い成書ですが 2006 年に上梓された Dementia with Lewy Bodies の中で McKeith ら[12]は，レボドパ以外の抗パーキンソン病薬の使用は原則として避けるべきであると述べており，さらにもし使用されているならば，抗コリン薬，アマンタジン，MAO-B 阻害薬，COMT 阻害薬，ドパミンアゴニストの順に退薬する手順を示しています．

　抗パーキンソン病薬としてはわが国でしか使用認可はありませんが，抗てんかん薬に属するゾニサミド（トレリーフ®）が 2017 年 7 月にレビー小体型認知症に伴うパーキンソニズム（レボドパ含有製剤を使用してもパーキンソニズムが残存する場合）に追加承認されました．用法・用量として，「通常，成人にゾニサミドとして，1 日 1 回 25mg を経口投与する」とされています．

　私は，レビー小体型認知症に伴うパーキンソニズムにはレボドパ製剤を少量から開始し漸増する治療法を行っています 表4-5．具体的には，たとえばイーシドパール®ならば，1 日 150mg 分 3（毎食後）から開始し 1 カ月ほど経過をみていきます．不都合な状態がなくパーキンソン症状は変わ

表 4-5　レビー小体型認知症のパーキンソン症状に対する薬物療法

- レボドパ製剤（レボドパと DCI 配合薬）を少量から開始し，漸増する．
  - 例：イーシドパール® 150 mg 分 3，メネシット® 150 mg 分 3
- レボドパ製剤 150 mg でパーキンソン症状の改善がある程度得られたときにはその量で維持するかあるいは 300 mg に増量する．
- レボドパ製剤の 1 日最大量を 300 mg から 450 mg 前後に設定する．
- レボドパ製剤では消化器系副作用が最大の問題．食直後に服薬させる．胃部不快や吐き気があるときには，食事を半分摂取後に服薬し，その後，残りの食事を摂取させると副作用の軽減を期待できる．
- 制吐剤などの併用．ドンペリドン（ナウゼリン®）15～30 mg 分 3 食前．
- レボドパ製剤にトレリーフ® 25 mg を追加，併用する．

らないあるいはやや動きがよくなってきたなどの効果を確認できる際には 300mg 分 3 に増量しその用量を維持量としてしばらく経過をみるようにしています．必要時にゾニサミド（トレリーフ®）25mg を追加，併用しています．

■うつや不安症状に対する薬物療法

レビー小体型認知症でしばしばみられるうつや不安症状に対する薬物療法に関してはどうなのでしょうか．

認知症疾患 診療ガイドライン 2017 ではレビー小体型認知症でみられるうつや不安症状に限定した薬物療法については言及しておりません．レビー小体型認知症の臨床診断基準 2017 年改訂版では，うつ症状に対するトライアル試験は乏しく，SSRI ならびに SNRI，ミルタザピン（レメロン®，リフレックス®）が治療選択肢に上がると述べられています．

■文献
1) McKeith IG, Boeve BF, Dickson DW, et al. Diagnosis and management of dementia with Lewy bodies. Fourth consensus report of the DLB consortium. Neurology. 2017; 89: 1-13.

2) Stinton C, McKeith I, Taylor JP, et al. Pharmacological management of Lewy body dementia: A systemic review and meta-analysis. Am J Psychiatry. 2015; 172: 731-42.

3) 日本神経学会, 監, 「認知症疾患診療ガイドライン」作成委員会, 編. CQ7-6 Lewy 小体型認知症 dementia with Lewy bodies (DLB) の認知機能障害の薬物療法はあるか. 認知症疾患 診療ガイドライン 2017. 東京: 医学書院; p.251-3.

4) The Movement Disorder Society Evidence-based medicine review update: treatment for the non-motor symptoms of Parkinson's disease. Movement Disorders. 2011; 26: S42-80.

5) McKeith I, Del Ser T, Spano P, et al. Efficacy of rivastigmine in dementia with Lewy bodies: a randomized, double-blind, placebo-controlled international study. Lancet. 2000; 356: 2031-6.

6) Emre M, Aarsland D, Albanese A, et al. Rivastigmine for dementia associated with Parkinson's disease N Engl J Med. 2004; 351: 2509-18.

7) Kurlan R, Cummings J, Raman R, et al. Quetiapine for agitation or Psychosis in patients with dementia and parkinsonism. Neurology. 2007; 68: 1356-63.

8) Howell MJ, Schenck CH. Rapid eye movement sleep behavior disorder and neurodegenerative disease. JAMA Neurol. 2015; 72: 707-12.

9) Matar E, Lewis SJ. REM sleep behaviour disorder: not just a bad dream. Med J Aust. 2017; 207: 262-8.

10) de Almeida CMO, Pachito DV, Sobreira-Neto MA, et al. Pharmacological treatment for REM sleep behavior disorder in Parkinson disease and related conditions: A scoping review. J Neurol Sci. 2018; 393: 63-8.

11) St Louis EK, Boeve BF. REM sleep behavior disorder: diagnosis, clinical implications, and future directions. Mayo Clin Proc. 2017; 92: 1723-36.

12) McKeith IG. Gauthier S. Pharmacological treatment of dementia with Lewy bodies. O'Brien J, McKeith I, Ames D, & Chiu E, editors Dementia with Lewy Bodies and Parkinson's Disease Dementia, Taylor & Francis: London; 2006. p.183-92.

第5章　レビー小体型認知症の非薬物療法

■非薬物療法のポイント

中館先生：ではレビー小体型認知症に対する非薬物療法に話題を移していきたいと思います．非薬物療法での原則というか主なポイントを教えてください．

海老手先生：レビー小体型認知症の臨床診断基準 2017 年改訂版[1]における非薬物療法の記載をみますとわずか 12 行しか言及されておらず，また具体的な記述がないことがわかります．認知症疾患 診療ガイドライン 2017 の CQ7-10 Lewy 小体型認知症 dementia with Lewy bodies（DLB）の非薬物的介入にはどのようなものがあるか[2]，の回答では DLB においても非薬物的介入は重要と考えられ，適切なケアや環境整備が推奨されると述べていますが具体的な記述はほとんどないと思います．

　レビー小体型認知症に限らず認知症疾患の介護の原則は，その病気を正しく理解することから始まります．病気の理解なしに適切な非薬物療法を進めることはできません．とくにレビー小体型認知症は，認知機能障害だけでなく多彩な行動・心理症状 BPSD が出現してくる病気であり，アルツハイマー型認知症以上に日常生活動作 ADL の低下を招く可能性が大といえます．レビー小体型認知症と診断した後，先生がたがまず行うべきことは病気をわかりやすく患者や家族に説明することです．表 5-1 に病気全般について，表 5-2 に薬剤過敏性について，それぞれ説明内容を示しました．このような主旨で家族や周囲の人々に説明をするとよいでしょう．

　病気の概略として「認知症を起こす原因疾患はたくさんありますが，最も多いのはアルツハイマー型認知症です．ついで脳血管障害が主因となる血管性認知症，そしてレビー小体型認知症があげられます．この 3 つが認知症の 3 大原因疾患とされています．その中でレビー小体型認知症は，もの忘れ症状以外にいない人間や動物が見える幻視，動作が遅くなったり

表 5-1 病気を理解する視点からレビー小体型認知症を説明するコツ

「レビー小体型認知症は，認知症を起こす原因として，アルツハイマー型認知症，血管性認知症に次いで多い病気といわれています．レビー小体型認知症は，脳の中にレビー小体という異物が溜まることで認知症になることからそのように命名されているのです．レビー小体型認知症は，もの忘れなどを示す認知症症状と実際に存在していないものがみえる幻視，睡眠中の異常行動，さらに動作や歩行が遅くなる，手が震えるなどのパーキンソン症状と呼ばれる状態の4つが主な症状です．しかし，必ずしもこの4つがすべて揃うわけではありません．患者さんは，このレビー小体型認知症という病気になっています」

「レビー小体型認知症は，アルツハイマー型認知症と異なっていくつかの特徴がみられます．ひとつは症状に動揺性がみられることです．もうひとつは薬に対して過敏な反応，多くは不都合な状態を生じやすい特徴があります」

表 5-2 薬剤過敏性をわかりやすく説明するコツ

「レビー小体型認知症の特徴のひとつにお薬に対する過敏な反応があります．いかなるお薬も副作用とよばれる問題があるかと思います．たとえば，薬を飲んだ結果，じんましんが出る場合です．私が言う過敏な反応はそれとは少し異なります．レビー小体型認知症患者さんでは，いわゆる副作用と異なる薬剤への過剰な反応がみられるのです．レビー小体型認知症でみられる幻視やパーキンソン症状の軽減を目的に使用した薬剤によってそれらがより悪化する，さらに怒りっぽくなったり逆に元気がなくなったり，夜間に騒ぐなどの状態を示すことがあります．レビー小体型認知症患者さんが訴える不眠に対して使用した睡眠薬によって，動けなくなる，涎が出る，歩けなくなるなどの症状を生じる場合もあるのです．レビー小体型認知症と診断された患者さんにお薬を使用する際，この薬に対する過敏性に注意をすることが必要になってきます」

手足に震えが出てくるパーキンソン症状，睡眠中に大声を出したり手足をバタバタ動かしたりする行動障害が主な症状となる認知症なのです」と説明するとよいでしょう．

さらに病気の特徴について「レビー小体型認知症には，2つの大きな特徴があります．まず，もの忘れ症状やその他の気分や行動，精神状態に著しい動揺，変動がみられることです．調子の良し悪しがはっきりしていることがレビー小体型認知症の大きな特徴となります．同じ薬を飲んでいるのに調子の良いときと悪いときが明瞭です．たとえば，朝起きたときや昼

寝後にはぼっとして反応が悪いのですが，しばらくするとしっかりした応答を示すことがあります．この症状の動揺性，変動性は1日の中でも生じますし，数カ月間調子が悪い状態が継続し，その後の数カ月間は調子がとても良い時期があったりします．この調子の悪いときを症状が進んでいると考えがちですがそうではなくて，この病気の特徴と考えてもらうほうがよいと思います．2つ目の特徴は薬剤に対する過敏性が目立つことです．薬にはすべからく副作用が発現する可能性はあるのですが，ここでいう薬剤過敏性は意味合いが少し異なります．服薬によって現在の病状が著明に悪化するあるいは新たに不都合な状態を出現する場合を指しています．具体的に述べるほうが理解しやすいと思いますが，たとえば，レビー小体型認知症患者の不眠に対してある睡眠薬を投与すると著しい興奮や不穏，多動が出現してくることがあります．本来，催眠効果を期待して服薬する薬によって逆に興奮などの状態を惹起してくるのです．レビー小体型認知症では，抗認知症薬を含む向精神薬に対してこのような薬剤過敏性がみられる可能性があることを覚えておいてください．「レビー小体型認知症と診断後には，むやみに薬をもらったり飲んだりしないようにしてください．市販薬でも同様に薬剤過敏性を示すことがありますので要注意になります」と説明していきます．

　表5-3は，私が考えているレビー小体型認知症で介護を進める際のポイントを示したものです．実臨床でこれらをすべて説明するわけではありませんが，患者の病像に合わせていくつかの点をわかりやすく説明し家族の理解を得るようにしています．たとえば，家族が幻視で困っている事例では，幻視の特徴とそれに対する家族や周囲の人々の接しかた，注意点などをわかりやすく説明するようにしています．症状の動揺性と薬剤過敏性については海老手先生が解説しておりますので，ここでは，一過性の意識消失発作について述べていきます．
　レビー小体型認知症では，しばしば一過性の意識消失発作を生じることがあります．この病態を理解していないと自宅あるいは介護施設で患者が突然呼びかけに反応しない場合に慌てて救急車を要請し救急外来を受診す

表 5-3　レビー小体型認知症に対する介護指導のポイント

- 症状に動揺性がみられることを理解したうえで対応を考える．
  - リハビリテーションなどは調子の良いときに施行する．
  - 調子が悪いとき（混乱や拒絶）には見守りを行い，余計な介入をしない．
- 睡眠薬などのように精神神経系に影響を及ぼす薬剤をむやみに服薬しない．薬剤への過敏性に注意する．
- 頻繁に訴える幻視などを頭から否定しない．患者の訴えを共感をもちながら傾聴する姿勢が大切．
- 転倒に注意する．転ぶことが原因で日常生活動作 ADL が低下，悪化することがしばしばみられる．
- 原因不明の一過性の意識消失発作がみられることがある．家族やスタッフはあわてず冷静な対応を心がける．起立性低血圧にも注意する．
- 昼夜逆転を生じやすいので日中の活動性を高める工夫を行う．

ることになります．しかし，レビー小体型認知症でみられる一過性の意識消失発作は短時間で急速に改善し清明になることがほとんどです（病院に到着したときには意識清明になっていることが多い）．一過性の意識消失発作がみられても慌てずしばらく様子をみるよう指導するとよいかと思います（初めてこの現象を目撃した家族や介護スタッフが救急車を呼んでしまうことは仕方ないかと思います．2 回目以降では，レビー小体型認知症の特徴を説明し，経過観察も選択肢であることを伝えるとよいでしょう）．この一過性の意識消失発作が頻繁にみられる場合でもこの病態を正しく理解していれば家族や介護施設のスタッフは冷静な対応を行うことができるでしょう．

■介護指導する際の注意点

レビー小体型認知症では，症状に動揺性がみられることが特徴のひとつですが，介護指導をする際に注意すべきことはありますか．

介護する家族は，症状が大きく変動する，とくに家族にとって困った症状がみられたときに認知症が進んだのではないかと心配をすることが少なく

ないようです．レビー小体型認知症を始めとする変性性認知症疾患は年余の単位でみますと進行・悪化をすることが多いのですが，1，2カ月で著明に悪化することは身体疾患を合併しない限りまずあり得ないことです．レビー小体型認知症では，ある期間行動や精神状態は安定していても次の期間に妄想が活発になる，幻視の訴えが増悪する，動作緩慢が目立つなどのように症状の動揺，不安定化がしばしばみられることがあり，これらは決して認知症症状が進んだ結果ではないことを家族にわかりやすく説明することが重要になってきます．

　このような訴えがみられるときには，症状に動揺性があることを説明し，家族にはしばらく経過をみていくのがよいと指導するようにしたいものです．最も不適切な対応は，患者の状態や家族の訴えに医師が振り回されて不要な薬物療法に踏み切ることです．認知症が進行・悪化したのではないかと家族が思っている状態は数週あるいは1，2カ月すると軽減する場合が少なくありません．医師として冷静な対応を心がけるようにしましょう．

レビー小体型認知症では，症状に動揺性がみられること，その対応に関しては海老手先生のお話の通りと思います．ただ，ひとつ気をつけないといけないことは，レビー小体型認知症を含めて認知症患者では，経過中になんらかの身体疾患を合併することが少なくないことです．たとえば，易怒性が目立ってきたとき，認知症の進行に伴う病態を考えますが同時に便秘や発熱，身体的疼痛などが存在することで怒りっぽくなっているのかもしれません．夜間に寝られないことが原因で幻視が活発になっている可能性も想定されます．認知症患者が示す症状や状態をすべて認知症由来と考えず，身体的な要因がないかを必ず探索するようにしたいものです．

薬剤過敏性について介護指導をする際に注意すべきことはありますか．

表5-4 は，レビー小体型認知症患者でみられる薬剤過敏性への対策を示したものです．原則は，認知症を含む身体疾患に対して薬剤を可能な限り使用しないことです．これは，医師ならば当然と思われるかもしれません

表 5-4 薬剤過敏性への対策

- 必要以外の薬剤を不用意に使用しないのが原則．どの薬剤が過敏性を示すかの確実な証拠はない．
- 新たに薬剤を処方する際には，少量を数日間（最長 1, 2 週間）の処方日数とし，その際に不都合な状態や過敏反応を示す可能性があることを患者と家族に必ず話しておくこと．
- せん妄を起こしやすいとされる薬剤の使用にはより注意が必要（抗コリン作用を有する風邪薬など）．
- 精神，神経系に作用する薬剤については，自分で使い慣れた薬剤をいくつか決めておき，その薬剤を処方するよう心がける．

が，レビー小体型認知症では夜間の睡眠障害などがしばしばみられることからつい睡眠薬を処方してしまうことがあるかもしれません．どの薬剤が過敏性を示すのかに関して処方前に予測をすることはできません．新たに薬剤を開始する際には長期処方を避け可能ならば 1 週分，長くても 2 週分程度の処方日数にし，さらに患者や家族には服薬によって予想外のよからぬ状態を惹起する可能性があることを説明し，服薬前に比して悪い方向に症状や状態が動くときにはただちに服薬を止めるよう指導しておくことが重要です．

レビー小体型認知症では，幻覚や妄想などの精神病症状や夜間の不眠，昼夜逆転などの睡眠障害がしばしばみられます．そのときにも薬剤過敏性などの点から薬物療法を援用することは可能な限り避けるようにしたいものです．睡眠障害に対しては日中デイサービスやデイケアの利用などによって覚醒させておくことが重要です．何もしないで自宅にいますと居眠りや長時間の昼寝（昼間睡眠）をしやすく睡眠覚醒リズムが乱れ，その結果として夜間の不眠に繋がります．幻覚や妄想に関しても可能な限り傾聴を心がけることが求められます．夜間に睡眠を確保できると日中の幻視の軽減を期待できることもあります．おそらく夜間の睡眠が十分取れることで日中の覚醒度が上がり幻視を自覚しにくくなるのだろうと推測されます．

■幻視に対する非薬物療法と介護指導のポイント
幻視に対する非薬物療法，介護指導のポイントなどを教えて下さい．

幻視への対応として患者が訴える幻視を否定せず傾聴することが原則です．患者の世界では，ベッドの上に見知らぬ子どもが見えているのです，家の中にたくさんの人間が来ておりご飯を食べている姿が見えるのです．私たちには患者が見えていると訴える人間や動物は見えず幻視と呼ばれる病態なのですが，患者の訴えを否定すると患者の世界では「家族は自分の言うことを信じてくれない」「そこに誰かが来ているので心配だから家族に伝えたのに家族はそんな人間はいないと言って自分を責める」などの感情が浮かんでくるのです．場合によっては幻視を否定されたことで否定した家族や周囲の人々に対して攻撃性を示してくるかもしれません．患者の訴える幻視に対して時間をかけて肯定的な態度を示しながら傾聴することが求められる対応なのです．

　幻視は，夕方から夜にかけて，つまり視覚情報がやや得にくい環境でより出現しやすいといわれています．ですから夕方には早めに照明を灯すなどの工夫をするようにします．幻視がどのような状況下で出現するかを把握することで対策を講じることもできると思います．たとえば，花瓶の中から蛇が出てくると訴えるならばその花瓶を患者の目につかない場所に移動します．ベッドの下に人間が潜り込んでいると訴える場合にはベッドから布団に変更すると幻視の訴えが軽減することもあります．

　しかし，実臨床では幻視への対応で困ることも少なくありません．この様な患者を経験しました．70歳代後半の女性ですが布団の上に多数のウジ虫がいるので気持ちが悪くてその布団で寝ることができないと訴えるのです．布団を変えてもウジ虫が消えないと言うのです．また茶碗に盛り付けられた白米の上にもウジ虫がいるのでご飯を食べることができないとも訴えます．どう対応したらよいのか適切なアドバイスができませんでした．

　幻視に似た病態として錯視を訴えることがあります．錯視は実際にあるものを別のものと誤認する症状です．たとえば，ハンガーにかかっている衣服を人間の姿と間違える，床のゴミを虫と認識しさかんにその虫（実は

ゴミ）を摘もうとする行動がみられます．錯視は，家庭生活を進める上であまり大きな問題を生じることはないようですので家族には肯定的に傾聴すればよいと伝えましょう．

原則として幻視に対して肯定的に傾聴することは重要です．その中でレビー小体型認知症にみられる幻視に対して患者自身がおかしいと感じている場合もあります．つまりなんらかの病感を自覚している患者もみられるのです．そのような場合には幻視の病態をわかりやすく説明することで患者自身が事態を理解し安心感を得ることができるかと思います．たとえば，「あなたが訴える状態は，脳の中で後ろの部分，後頭葉と呼ばれる領域でなんらかの機能の低下が出現し他の人には見えない人間や動物が見えてくるのです．しかし視線を少しそらしたりするとその人間や動物は消えることが多いのです．またしばらくするとその人間や動物は見えなくなることが多いのでしばらくこちらの部屋でお茶でも飲んでいましょう」などと説明します．患者は見知らぬ人間や動物が見えること，さらにそれが家族には見えないことに対して不安や恐怖を抱いているのです．その不安感や恐怖感を取り除くことで患者の精神状態が安定化してくるといえるのです．

■パーキンソン症状の非薬物療法

パーキンソン症状の非薬物療法として指導すべきことはありますか．

パーキンソン症状の非薬物療法として最も重要なことは運動機能を維持するためのリハビリテーションを行うことです．可能ならば，病院や医院・クリニックでの外来リハビリテーションを受けるとよいのですが，それができないときには介護認定を受けて通所リハビリテーション（デイケア）や訪問リハビリテーションを利用するようにします．デイサービスの利用でもよいでしょう．パーキンソン症状が出てきますと，運動障害のために体を動かすことが億劫になり日常生活動作ADLのさらなる低下に繋がります．レビー小体型認知症でまだパーキンソン症状が出現していない時期やパーキンソン症状があってもいまだ軽度の段階から運動やリハビリテー

表 5-5 易転倒性，パーキンソン症状に対する介護指導の内容

- 椅子や布団からの立ち上がりや階段昇降でとくに注意が必要．
  - 起立性低血圧や姿勢反射障害を考えて後方から声をかけない．
  - 椅子や布団からゆっくり立ち上がるよう指導する．
- 室内で滑りやすい，つまずきやすいものをなくす．
  - マット類の除去，コードは壁際にまとめる，床や畳に物を置かない．
- 服装や整容を考える，転びにくい服装．
  - 裾は短め，サンダルやスリッパなどは避ける，両手が使えるよう工夫．
- 夕方から夜間の環境整備．
  - 照明などを早めにつける，周囲の人々による見守りの時間帯を多くする．
- 自宅内をバリアフリーに改修する．
  - 浴室や階段，廊下には手すりを設置する，段差をなくす．
- 外出時，家族が手を引くことで転倒予防を心がける．

ションの習慣化を行うよう指導するのがよいでしょう．

　レビー小体型認知症を含む認知症疾患では，注意障害や失行などが原因となって転倒しやすいことがよくいわれています．特にパーキンソン症状を伴うレビー小体型認知症ではより易転倒性が目立ってきます．転倒予防も重要な課題であり，患者本人ならびに家族には運動機能の維持を目的に外来あるいは在宅を問わずリハビリテーションを継続することが重要であると伝えます．私は，訪問リハビリテーションをしばしば勧めています．

　表 5-5 は，日常生活の中で転倒予防を期待できる指導の一部を示したものです．パーキンソン病あるいはレビー小体型認知症に伴うパーキンソン症状では，起立時や歩行の際に姿勢反射障害が原因となって後方に転倒しやすい傾向があります．後方あるいは横から声かけをしますと，患者の注意が後方や側方に向くことで後ろに転びやすくなってきます．起居動作時や歩行の際の声かけは前方から行うように心がけることが大切です．足元が暗くなると転倒しやすいことから，夕方早めに照明を点灯することも重要です．自宅内や施設での段差の解消，コート類は壁際にまとめるなどの環境整備も指導するようにしたいものです．転びにくい服装，たとえば，

裾は短め，サンダルやスリッパなどを避け底の低い靴を履くなどの工夫をします．

■症状の動揺性に対する介護指導のポイント

レビー小体型認知症では，症状の動揺性が特徴かと思いますが，この動揺性に対する指導のコツなどはあるのでしょうか．

レビー小体型認知症では，認知機能障害や幻視を含む精神症状，パーキンソン症状が1日の中であるいは週や月単位でしばしば大きく変動するのが特徴です．まず，この特徴を介護家族や周囲の人々に説明し理解してもらうことが重要です．これを理解できないと調子の悪い時期を認知症症状が急速に進行・悪化してきたと思い込んでしまい医療機関に不要な相談を持ち込むことになります．

重要な書類に署名をしてもらうなど患者に何かを依頼するあるいはリハビリテーションを行う際には調子のよいときに患者にお願いします．一方，調子が悪く混乱や困惑がみられる際には余計な介入をせずに見守りを重視した対応をするよう指導します．通常の食事時間のときに覚醒度が低下している場合もあります．その際には，決まった食事時間に拘らずに患者の覚醒度が清明になるのを待って食事を開始するよう指導します．

■レム睡眠行動障害 RBD に対する介護指導のポイント

レム睡眠行動障害 RBD で家族に指導するポイントや気をつけることはありますか．

非薬物療法でレム睡眠行動障害 RBD を予防できるあるいは症状の軽減を図れるとの報告はないようです．睡眠中にみられる行動障害ですので，レム睡眠行動障害によって患者本人や隣で寝ている家族が怪我をしないように寝室の環境整備を指導するとよいでしょう．寝室に可能な限り置物などの家具を置かない，家具の角を保護剤で覆うなどの工夫をするよう伝えます．クロナゼパム（リボトリール®，ランドセン®）などの服薬でレム睡眠

第 5 章 ●レビー小体型認知症の非薬物療法

行動障害が軽減するまで家族が別室で寝るのもよいと思います.

■文献

1) McKeith IG, Boeve BF, Dickson DW, et al. Diagnosis and management of dementia with Lewy bodies. Fourth consensus report of the DLB consortium. Neurology. 2017; 89: 1-13.
2) 日本神経学会, 監,「認知症疾患診療ガイドライン」作成委員会, 編. CQ7-10 Lewy 小体型認知症 dementia with Lewy bodies (DLB) の非薬物的介入にはどのようなものがあるか. 認知症疾患 診療ガイドライン 2017. 東京: 医学書院; p.261-2.

■参考書籍

・川畑信也. 第二の認知症 レビー小体型認知症がわかる本. 家族や介護従事者はどう接すればよいか. 東京: 法研; 2019.

第6章　血管性認知症の薬物療法

■認知機能障害に対する薬物療法

中舘先生: 血管性認知症の認知機能障害に対する薬物療法について解説をお願いします.

海老手先生: 脳血管障害が主因となり認知症を生じている病態，つまり血管性認知症の背景には脳梗塞あるいは脳出血が主体の血管性病変が先行し，その結果として神経細胞壊死が生じ認知症を惹起していることから，アルツハイマー型認知症などの変性性疾患に使用される抗認知症薬の効果は不確かではないかと思われます．認知症疾患 診療ガイドライン 2017 の CQ14-9 血管性認知症 vascular dementia（VaD）の認知機能障害に有効な薬物はあるのか[1]の推奨では，VaD の中核症状の治療には，コリンエステラーゼ阻害薬であるドネペジル，ガランタミン，リバスチグミンおよび NMDA 受容体拮抗薬であるメマンチンの投与が勧められる（適応外），と記載されています．その後，個々の薬剤での有効性を示す報告が述べられていますが，これらの記述で重要なことは，「4 種類の薬剤は VaD に対して一定の効果を示す可能性があるが，併存するアルツハイマー型認知症に対する効果を介している可能性は否定できない」との文言だと思います．おそらくこの作用機序が血管性認知症に対する抗認知症薬の効果を的確に表しているのではないかと私は考えております．

　ニセルゴリンあるいはイチョウ葉エキス（Gingko biloba），抑肝散などが血管性認知症の治療に有効とする報告も散見されますが，実臨床で積極的に使用するかとなるとなかなか難しい問題かと思われます．

加賀利先生: 私は，70 歳以上の高齢者で診断される血管性認知症，とくに細血管病変に伴う認知症の多くは，脳血管障害を伴うアルツハイマー型認知症ではないかと考えています．その視点から MRI などの脳形態画像検

第6章 ●血管性認知症の薬物療法

表6-1 脳血管障害を伴うアルツハイマー型認知症に対するガランタミンの
有効性に関する主な報告

Erkinjuntti T, et al. (2002) Lancet. 359: 1283-90

Efficacy of galantamine in probable vascular dementia and Alzheimer's disease combined with cerebrovascular disease: a randomised trial.

Kurt A. (2002) Acta Neurol Scand. 178: 19-24

Non-cognitive benefits of galantamine (Reminyl) treatment in vascular dementia.

Erkinjuntti T, et al. (2003) Clin Ther. 25: 1765-82

An open-label extension trial of galantamine in patients with probable vascular dementia and mixed dementia.

Kurz AF, et al. (2003) Eur J Neurol. 10: 633-40

Long-term safety and cognitive effects of galantamine in the treatment of probable vascular dementia or Alzheimer's disease with cerebrovascular disease.

Small G, et al. (2003) CNS drugs. 17: 905-14

Galantamine in the treatment of cognitive decline in patients with vascular dementia or Alzheimer's disease with cerebrovascular disease.

Auchus AP, et al. (2007) Neurology. 69: 448-58

Galantamine treatment of vascular dementia.

査で多発性ラクナ梗塞が散在している認知症患者にも現行の抗認知症薬を処方することが多いのです．いずれのコリンエステラーゼ阻害薬も脳血管障害を伴うアルツハイマー型認知症に効果を期待できると思いますが，ここではガランタミンの臨床効果について紹介したいと思います．表6-1は，脳血管障害を伴うアルツハイマー型認知症に対するガランタミンの有効性に関する主な報告を示したものです．ガランタミンは2000年に海外で承認された抗認知症薬であることから最近10年間でのこの領域での報告は見当たらず，表に示す報告年が古いことはやむを得ないことかと思います．図6-1は，Erkinjunttiらが報告しているガランタミンの長期効果を示したものです．プラセボ群に比して実薬群での効果ならびにプラセボ群から実薬群に変更した群での効果が見て取れると思います．

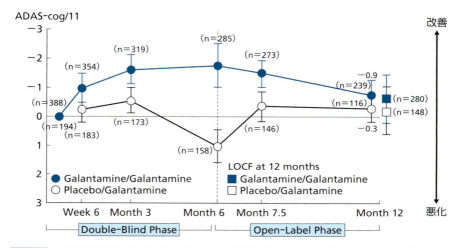

図 6-1 脳血管障害を伴うアルツハイマー型認知症に対するガランタミンの長期効果
(Erkinjuntti T, et al. Clin Ther. 2003; 25: 1765-82 から著者作成)

■**抗血栓療法**

血管性認知症に対する抗血栓療法についてはどうでしょうか．

アルツハイマー型認知症と異なって血管性認知症では，認知症の原因となる脳血管障害を二次予防することで認知症症状の進行を抑制できるといわれています．脳梗塞の病型に合わせて抗血小板薬あるいは抗凝固薬を処方すべきです．

認知症患者は高齢の場合が多いのですが，高齢者では画像検査で無症候性脳梗塞を伴うことが多いと思います．認知症患者で無症候性脳梗塞が認められる場合，抗血小板薬などを使用すべきなのでしょうか．

この問題は明確に回答しづらい課題かと思います．脳卒中治療ガイドライン2015のⅤ無症候性脳血管障害 1-1 無症候性脳梗塞の項[2]からこの問題と関連すると思われる記述の要点を抜粋してみます．

①無症候性脳梗塞を有する者は認知機能障害発症の高リスク群である．
②無症候性ラクナ梗塞は前頭葉機能低下の独立した高リスクとなる．
③無症候性脳梗塞に対する抗血小板薬投与が症候性脳梗塞を予防するというエビデンスはない．
④無症候性脳梗塞から全脳卒中発症のうち21％に原発性脳出血がみられたとする報告がある．

　これらの事実を考慮すると高齢認知症患者で無症候性脳梗塞がみられるからといってただちに抗血小板薬の使用を考えることには慎重でなければならないといえます．仮に抗血小板薬を使用する際には血圧のコントロールを厳密に行うことが前提条件になると思われます．

■血管性認知症の予防

最後に血管性認知症の予防に関しての解説をお願いします．

血管性認知症あるいは血管性認知障害の最大の予防は脳血管障害の危険因子の管理でありその治療であることは論を俟たないと思います．表6-2に脳血管障害の主な危険因子を示しました．最近の知見では，これらの危険

表6-2　脳血管障害の管理・治療すべき危険因子

- 高血圧
- 糖尿病（2型糖尿病，高インスリン血症）
- 高脂血症（脂質異常症）
- メタボロックシンドローム
- 慢性腎臓病（CKD）　高ホモシステイン血症
- 心房細動
- うっ血性心不全
- 冠動脈疾患
- 運動不足
- 過剰な飲酒，喫煙
- 肥満
- （脳血管障害の既往歴）

因子は同時にアルツハイマー型認知症の共通の危険因子でもあるとの考えかたが認識されてきています．つまり，これらの危険因子の管理や治療を行うことがアルツハイマー型認知症の発症予防に繋がるといえるのです．

■文献

1) 日本神経学会, 監,「認知症疾患診療ガイドライン」作成委員会, 編. CQ14-9 血管性認知症 vascular dementia（VaD）の認知機能障害に有効な薬物はあるのか. 認知症疾患 診療ガイドライン 2017. 東京: 医学書院; 2017. p.325-6.
2) 日本脳卒中学会 脳卒中ガイドライン委員会, 編. Ⅴ無症候性脳血管障害 1-1 無症候性脳梗塞. 脳卒中治療ガイドライン 2015. 東京: 協和企画; 2015. p.212-4.

第7章　血管性認知症の非薬物療法

■非薬物療法のポイント

中舘先生: 血管性認知症と診断された患者に対する非薬物療法の原則について海老手先生，解説をお願いします．

海老手先生: 認知症患者への対応あるいは接しかたは認知症疾患の病型によって異なることをまず理解しておくことが大切です．血管性認知症と診断された患者では，いかなる特徴があるのかを知り，それに即した対応や接しかたを指導すべきです．表7-1に血管性認知症の特徴とその対応の原則を示しました．

①血管性認知症では，記憶を含めたスキル・技能を上手に使いこなすことが苦手になります．記憶障害が主体となるアルツハイマー型認知症と異なって血管性認知症では実行（操作）機能障害が病態の主体になることが多いといわれています．認知症が早期の段階から日常生活での支障が大きくなることから患者ができなくなってきた事柄に対して家族や周囲

表7-1　血管性認知症の特徴とその対応

- 記憶を含めたスキル・技能を上手に使いこなすことが苦手．
    - →日常生活での実行（操作）機能低下をどう援助するかが重要．
- 意思表示や行動の開始が緩慢になる．
    - →記憶想起や行動開始まで少し時間をかけて待つ対応が求められる．
- 自発性の低下，意欲の減退がより目立つ，感情が不安定になることが少なくない．
    - →周囲からの積極的な働きかけがより重要．
- 身体症状（片麻痺や失語症）が認知機能に及ぼす影響を考慮．
    - →身体症状へのケアも求められる．
- 早期から尿失禁がみられる．
    - →排尿障害へのきめ細かい指導が求められる．

の人々の援助が必要であり重要になってきます．
②血管性認知症の患者では意思表示や行動の開始が緩徐になってきます．出来事を思い出したり日常生活での行動を開始したりするまで少し時間がかかるので血管性認知症の患者では少し待ってあげる対応が求められるのです．たとえば，血管性認知症の患者は，HDS-R の野菜名を 1 分間で可能な限り列挙する課題のように時間を区切られた事柄が苦手になります．野菜名の課題でも時間を待ってあげると結構答えることが可能なことがわかります．
③血管性認知症ではアルツハイマー型認知症以上に自発性の低下や意欲の減退が目立ちます．周囲からより積極的な働きかけをすることが重要です．また，喜怒哀楽，とくに怒りっぽい状態が目立ってきます．患者が示す易怒性に振り回されない対応を家族や周囲の人々が行うことが重要になります．
④背景に脳血管障害が存在することから運動障害（片麻痺や運動失調）や失語症などを伴うことが多いのでこれらによる認知面での障害や生活障害にも目配りが必要といえます．認知機能障害の改善にも繋がることから運動機能の維持リハビリテーションを施行するようにします．
⑤尿失禁が早期からみられることも少なくないのですが，この対策がなかなか困難になります．日中は定期的にトイレ誘導をすることで失禁の回数を減らすことを期待できますが，夜間の尿失禁への対応にはあまり有効なものはないようです．

加賀利先生：基本的な原則は海老手先生の解説の通りかと思います．血管性認知症患者の介護で困ることのひとつに，易怒性や介護拒否があげられます．感情障害が血管性認知症では目立ち，とくに易怒性が介護を進める上で大きな障害になることが多いようです．家族からの些細な忠告で怒り出す，大声をあげる，さらに暴力行為に及ぶことも少なくありません．患者が怒り出す要因を同定できるならば，次回からその要因を避けるように指導します．しかしながら，実臨床では患者がなぜ怒り出したのかを正確に把握することができない場合のほうが多いように感じます．今まで機嫌

がよかったのに突然怒り出す患者をしばしば経験します．突然怒り出す，あるいは暴力を振るう患者への対策は困難なものとなります．私は，明らかな原因や誘因なく易怒性や暴力行為を示す患者には，必要に応じて薬物療法を援用することも必要ではないかと考えています．

■アパシーに対する非薬物療法

自発性の低下，意欲の減退が目立つ患者に対する有効な非薬物療法というものはあるのでしょうか．

血管性認知症に限定しているわけではありませんが，認知症患者のアパシー（無為・無関心）に対する56研究を検討したシステマティックレビューの解説が認知症疾患 診療ガイドライン2017のCQ3B-7 アパシーに有効な非薬物療法・薬物療法は何か[1]に記載されています．それによりますと，個々人に合わせて構築されたアクティビティがアパシーの軽減を期待できる，わが国においては介護サービスのプログラムとして受けるのが現実的な対応だと思われる，と述べられています．一方，運動療法や音楽療法，アニマルセラピーなどは質の高い研究が少なく十分な科学的根拠が得られていません．

アルツハイマー型認知症にも当てはまることですが，認知症患者にみられる自発性の低下，意欲の減退，発動性の低下に対する有効な非薬物療法は存在しないのではないかと思っています．確かにデイサービスやデイケアによる他動的な働きかけは重要であり，日常の介護では可能な限りの利用をすべきだと思っています．では，デイサービスなどの非利用日はどうかというと，自発性の低下，意欲の減退が目立つ患者は，自宅でぼっとして何もしないことが多いようです．家族の働きかけではなかなか体を動かさないようですね．自発性の低下，意欲の減退が主体の血管性認知症に対する有効で確実に効果を期待できる非薬物療法はないと思います．

■易怒性に対する非薬物療法

血管性認知症では易怒性が目立つといわれていますが，易怒性への非薬物療法の実際について解説をお願いします．

血管性認知症では，喜怒哀楽が不安定化するなどの感情障害が目立つことが特徴のひとつです．とくに介護家族を悩ませるのは，原因や誘因が思い当たらない易怒性の出現です．易怒性の原因や誘因を同定できる場合には，それらを避ける対応が望ましいのですが，突然怒り出す患者に対しては有効な対策を指導することができないのではないでしょうか．

　認知心理学の領域では，感情一致記憶（感情一致効果）と感情依存記憶（感情状態依存効果）という概念がみられます．前者は，そのときの感情や気分と一致する感情値をもった事柄は記憶されやすいとの考えです．たとえば，悲しい気分のときには悲しい事柄を，楽しい気分のときには楽しい事柄を記憶しやすい，ということです．後者は，ある感情状態で経験された事柄は，同一の感情状態になると想起されやすいとの考えです．たとえば，不愉快な気分のときに記憶された事柄は不愉快な気分のときに思い出しやすい．在宅，施設を問わず患者が楽しい，うれしい，幸福と感じる環境下では，楽しい出来事を記憶しやすく，楽しい，うれしいと感じているときには過去の楽しかったことを想起しやすいと考えられます．患者にとって気分のよい環境づくりが感情障害の発現抑制に繋がり，さらに感情の安定化を期待できるかもしれません．

■文献
1) 日本神経学会，監，「認知症疾患診療ガイドライン」作成委員会，編. CQ3B-7 アパシーに有効な非薬物療法・薬物療法は何か. 認知症疾患 診療ガイドライン 2017. 東京: 医学書院; 2017. p.89-91.

■参考書籍
・井上　毅, 佐藤浩一, 編著. 日常認知の心理学. 京都: 北大路書房, 2002.
・大平英樹, 編. 感情心理学・入門. 東京: 有斐閣; 2010.
・箱田裕司, 都筑誉史, 川畑秀明, 他. 認知心理学. 東京: 有斐閣; 2010.

第8章 軽度認知障害 MCIへの対応

■薬物療法のポイント

中館先生: 軽度認知障害 mild cognitive impairment（MCI）と診断された患者に対する対応に話を移していきたいと思います．海老手先生，MCIと診断された患者への薬物療法について医学的な立場からご教示ください．

海老手先生: MCIと診断された患者ならびにその家族の最大の関心事は認知症への進行予防であろうと思います．認知症疾患 診療ガイドライン2017のCQ4B-6 軽度認知障害 mild cognitive impairment（MCI）から認知症への進行を予防する方法はあるのか[1]，をみますと，コリンエステラーゼ阻害薬やメマンチンがMCI患者の認知機能障害の進行を抑制できる効果は明らかでないことから，認知症への進行予防を目的として抗認知症薬を使用すべきであるとする十分な根拠はない，と述べられています．その他の薬剤，たとえばイチョウ葉エキスやビタミンEなども進行を予防できる効果が確認されていないと記載されています．また非薬物療法のいずれも十分なエビデンスはないようです．

実臨床でMCIと診断される患者は少なからず存在すると思いますが，加賀利先生，臨床の現場ではMCI患者に対する抗認知症薬の取り扱いをどう考えればよいのでしょうか．

加賀利先生: 実臨床ではMCIと診断した患者あるいは家族から「今後どうしたらよいのでしょうか」との質問を受けることが多いと思います．「進行しない薬剤はあるのでしょうか」「早めに抗認知症薬を服薬したいから処方してほしい」と言われその対応に悩む先生がたが多いのではないでしょうか．MCIに関する書籍や雑誌を通読しても具体的にどういう選択肢があるのかを詳述しているものはないように感じます．ですから，実臨床

では個々の医師の考えや判断に左右されることになるかと思います.

　私は, MCI の概念あるいはその診断の担保に大きな疑問をもっています. この点に関しては拙書『臨床医のための医学からみた認知症診療 医療からみる認知症診療 ―診断編―』を読んでもらうとよいのですが, 要は実臨床では MCI と認知症, とくにアルツハイマー型認知症との境界を厳密に判断できないということです. おそらく MCI と診断を受ける患者群には多様な病態が含まれていると思います. たとえば, 加齢に伴うもの忘れや自分のもの忘れに対して心配しすぎの患者, MCI の診断基準に比較的合致する患者, さらに生活障害が目立たないあるいは周囲が生活障害に気づかないアルツハイマー型認知症 (軽微な段階のアルツハイマー型認知症に該当) など, 多くの病態が含まれていると考えられます. MCI と診断した患者がどの病態なのかを区分けした上で, それぞれの病態に即した対応を心がけたいものです.

　以下に私が実臨床で行っている対策を述べてみます.

①加齢に伴うもの忘れの可能性が高いあるいはやや心配しすぎの患者には, 病態を説明し今後困ったときに受診するよう伝えるだけでよいでしょう.

② MCI の定義に比較的合致する患者には, 病態を説明し今後認知症に進展する可能性を考慮し半年から 1 年後の再来を指示します. また, もの忘れ症状が進行する, 生活障害が目立ってきたときには随時受診するよう指示しておきます.

③限りなくアルツハイマー型認知症に近いと思われる患者では, 患者本人ならびに家族にその病態を十分説明し希望するならば抗認知症薬を開始しています. 私の臨床経験では, このタイプは半年から 1 年するとアルツハイマー型認知症の病像が明らかになってくることが多いので, 初診の時点ですでにアルツハイマー型認知症に進展していたのだなとの確信を得ることがほとんどです. つまり生活障害が目立たなかったアルツハイマー型認知症を MCI と診断していたことになるのです. 以下にそのような事例を呈示します.

第8章 ●軽度認知障害 MCI への対応

> **事例** **80 歳，女性，独居**
>
> 　近くに住んでいる息子の話では「1 年前頃からもの忘れが目立ってきた．新しいことを覚えることができない，買ってきた食材を使い忘れていることがある．料理をするのを面倒がる以外には日常生活に支障はない．自宅内の整理整頓もできている」とのことでした．初診の HDS-R は 21 点（3 物品の遅延再生課題 1/6 点，5 物品の記銘課題 3/5 点），WMS-R3 点でした．軽度認知障害 MCI と診断し家族の希望で抗認知症薬を開始しました．1 年後，身体疾患で服薬している薬の管理をできず，先日は倍量飲んでしまったそうです．直前に買ってきた食材を忘れて再び買いに行く，医療機関受診の際に受付の手続きができないなどの生活障害が目立ってきたことから，アルツハイマー型認知症と診断しました．

　初診の時点では，記憶障害と家事に対する億劫さがみられましたが，生活に支障はないことから，軽度認知障害 MCI と診断したのですが，1 年後には服薬管理や買い物での支障がみられ始めアルツハイマー型認知症に進展していることを確認できた事例です．おそらく初診の段階ですでにアルツハイマー型認知症に進展していたものと推測されます．ただ日常生活での支障が目立たなかっただけなのです．おそらく今日 MCI と診断されている患者の多くはこのように生活障害が目立たないアルツハイマー型認知症の可能性が高いのではないかと推測されます．

④限りなくアルツハイマー型認知症に近いと思われる MCI でも本人や家族がしばらく経過をみたいと希望するならば，半年から 1 年後の経過観察期間を設けます．この期間内で家族がおかしいなと思うときにはその時点で受診するように伝えています．

⑤アルツハイマー型認知症なのか MCI なのかという医学的な診断よりも大切なことは，その患者あるいは家族が何に困っているのか，どうしたいのかを把握し日々の生活遂行の援助，支援をアドバイスすることはないでしょうか．

100

MCI の診断は恣意的な要素が大といえます．私は実臨床で MCI との診断名を患者や家族に告げることは少なく，「診察や検査をしましたが現時点では認知症との診断をすることができないと思います．記憶の低下がみられることは明らかですが認知症なのか加齢に伴うもの忘れなのかを判断することが困難なのです．境界領域といってよいかもしれません．このような場合，経過を観察することが重要です．そして現在，患者さんやご家族が困っていることは何かありますか．もし困っていることがあるならばその解決あるいは軽減する方法を一緒に考えていきましょう」などと伝えるようにしています．

■非薬物療法の実際

MCI 患者に対する非薬物療法や指導，支援に関してはどうでしょうか．

この点に関しての認知症疾患 診療ガイドライン 2017 の CQ4B-7 軽度認知障害 mild cognitive impairment（MCI）者に対する指導・支援にはどのようなものがあるか[2]，で触れられていますが病態を正しく理解すること，記憶の低下を助ける方略を実行すること，認知症への促進因子となる生活習慣病の改善などが指摘されているのみです．あまり有益な指導などはないということなのでしょうか．

実臨床でも MCI に対する特別な対策や指導をすることは難しいように感じています．私も MCI と診断された患者や家族に対しては，生活の中で運動を含めて積極的に体を使うようにしてください，認知症の危険因子となる生活習慣病をきちんと治療してください，頭を使う作業や生活を心がけてくださいなどと月並みな指導しかできていないのが実情です．

第 8 章 ●軽度認知障害 MCI への対応

■文献
1) 日本神経学会, 監,「認知症疾患診療ガイドライン」作成委員会, 編. CQ4B-6 軽度認知障害 mild cognitive impairment (MCI) から認知症への進行を予防する方法はあるのか. 認知症疾患 診療ガイドライン 2017. 東京: 医学書院; 2017. p.157-8.
2) 日本神経学会, 監,「認知症疾患診療ガイドライン」作成委員会, 編. CQ4B-7 軽度認知障害 mild cognitive impairment (MCI) 者に対する指導・支援にはどのようなものがあるか. 認知症疾患 診療ガイドライン 2017. 東京: 医学書院; 2017. p.159-60.

■参考書籍
・川畑信也. 臨床医のための医学からみた認知症診療 医療からみる認知症診療 —診断編— . 東京: 中外医学社; 2019.

第9章 行動・心理症状 BPSD の薬物療法

9-1 睡眠障害（不眠症）

中館先生： 認知症患者にみられる睡眠障害の薬物療法についてガイドラインの立場からの解説をお願いします．

海老手先生： 認知症疾患 診療ガイドライン 2017 の CQ3B-6（レム期睡眠行動異常症を除く）睡眠障害に有効な非薬物療法・薬物療法は何か[1]，では睡眠障害に対する薬物療法については一貫した結果は得られておらず，安全性を考慮すると使用は限定的である，催眠鎮静剤はデータがほとんどなく，逆に鎮静や昼間の眠気，転倒，混乱，健忘などの原因となるため投与は慎重にすべきである，と述べられています．

　かかりつけ医のための BPSD に対応する向精神薬使用ガイドライン（第2版）[2] の睡眠薬の項目を読みますと，①従来ベンゾジアゼピン系睡眠薬は広く使用されているが，高齢者に対して睡眠薬の安易な導入は避けるべきである，②高齢者で非ベンゾジアゼピン系睡眠薬がベンゾジアゼピン系睡眠薬よりも安全とする根拠は不十分，③高齢者では超短時間作用型の非ベンゾジアゼピン系睡眠薬（ゾルピデム，ゾピクロン，エスゾピクロン）を考慮してもよい，④ベンゾジアゼピン系睡眠薬が無効な時に増量することは推奨できない，⑤ベンゾジアゼピン系抗不安薬を睡眠障害に使用することは推奨されない，と記載されています．

　これらを踏まえた考えかたとしては，高齢認知症患者にみられる睡眠障害に対してベンゾジアゼピン系睡眠薬を含む睡眠薬使用にはかなり慎重であるべきといえると思います．もし使用するならば非ベンゾジアゼピン系睡眠薬を選択してもよいとのコメントは消極的推奨ともいえます．では実臨床で具体的にどうしたらよいのかについてはいずれのガイドラインも全く言及をしておりません．

加賀利先生は，実際の現場ではどのように睡眠障害の薬物療法を施行されていますか．

加賀利先生：ガイドラインは治療を含む診療の道しるべとしては有益だと思いますが，臨床の現場ではその場面での具体的な選択を迫られるわけです．ベンゾジアゼピン系睡眠薬の安易な導入は当然避けるべきだと思いますが，診察室で介護家族から「患者が夜間寝ないので介護する自分たちが倒れてしまいます，夜間なんとか寝かせてほしい」，あるいは介護施設から「夜寝ずに騒ぐので他の利用者の迷惑になっています．この状態が続くならば施設の利用が難しくなりますから夜間に寝かせる薬をもらってきてください」，と言われたので薬を出してくださいと家族から希望されたとき，睡眠衛生指導などの非薬物療法だけで対応が済むことはほとんどないのではありませんか．なんらかの薬物療法を援用し介入せざるを得ないのが実情でしょう．私は，実際の診療では以下のように考えて薬物療法を進めています．

①抗認知症薬ならびに睡眠薬などの服薬歴が全くない初診の患者では，まず抗認知症薬のメマンチン（メマリー®）5mg 就寝前の服薬を試みるようにしています．メマンチンは，副作用として傾眠や鎮静効果がみられることから催眠・鎮静効果を期待して処方を開始します．10mg まで増量しても睡眠効果が出現してこないときにはメマンチンに他の薬剤の追加を考えるようにします．催眠・鎮静効果がみられなくても抗認知症効果を期待してメマンチンを 20mg までの増量を行います．

②過去に睡眠薬を使用したことがない患者では，オレキシン受容体拮抗薬のスボレキサント（ベルソムラ®）10mg あるいは 15mg 錠を処方し就寝直前に服薬することも選択肢のひとつです．私の経験では，スボレキサントの睡眠効果は 3 通りに分かれるようです．睡眠の確保が可能でかつ翌朝への持ち越し効果がなくすっきり覚醒できるタイプ，全く睡眠効果を示さないタイプ，睡眠の確保は可能ですが翌朝起きられず昼近くまで寝てしまうタイプです．服薬前にどのタイプに該当するのかを予測

できませんのでまず処方してみて効果を判定することになります．2020年7月にオレキシン受容体拮抗薬として2剤目となるレンボレキサント（デエビゴ®）が発売されました．用法および用量として，通常，成人にはレンボレキサントとして1日1回5mgを就寝直前に経口投与となっています．症状により適宜増減ですが1日1回10mgを超えないこととされています．高齢認知症患者では，まず5mgから開始するのがよいでしょう．

③オレキシン受容体拮抗薬以外では，非ベンゾジアゼピン系睡眠薬の中でエスゾピクロン（ルネスタ®）をしばしば選択しています．なぜならば，高齢者では2mgまで使用可能ですので1mgと2mgの範囲で用量の調整ができることと外来での長期処方が可能な点からです．ベンゾジアゼピン系睡眠薬を選択するならば，超短時間作用型あるいは短時間作用型の薬剤のいずれかを選択することになるかと思います．

④中途覚醒とそれに伴う深夜から早朝の行動障害に対しては，中間作用型のフルニトラゼパム（サイレース®）1mg就寝前の処方を行い，効果不十分の際には2mgに増量することもあります．しかしながら私の経験では，高齢認知症患者で本剤を服薬した後，夜間に覚醒するとふらつきの出現が多いように感じています．また，全身状態の悪い患者では呼吸抑制をきたす可能性があることから可能ならば使用を避けたい薬剤であろうと思っています．

⑤睡眠薬以外の薬剤としては，糖尿病がなければクエチアピン（セロクエル®）12.5mgあるいは25mgの夕食後あるいは就寝前の処方もよく行っています．クエチアピンは，催眠・鎮静効果が目立つことから睡眠障害の治療にも適しているように感じています．中枢神経系のヒスタミンH_1受容体拮抗作用によって鎮静作用（眠気）を生じると推測されています．クエチアピンは，統合失調症のみの保険適用ですので，睡眠障害に対しては保険適用外使用になりますので注意が必要です．ここで注意したいことは，厚生労働省保険局医療課長「医薬品の適応外使用に係る保険診療上の取扱いについて」（保医発0928第1号平成23年9月28日）にて，「原則としてフマル酸クエチアピンを器質的疾患に伴うせん妄・

第 9 章 ●行動・心理症状 BPSD の薬物療法

精神運動興奮状態・易怒性に対して処方した場合，当該使用事例を審査上認める」との通達がなされていることです．クエチアピンを処方した際には，これらの要旨を保険請求時に症状詳記するとよいでしょう．

⑥クエチアピン 25mg だけでは十分な睡眠効果をみないとき，50mg に増量するよりも 25mg に非ベンゾジアゼピン系睡眠薬のエスゾピクロン（ルネスタ®）1mg か 2mg あるいはゾルピデム（マイスリー®）5mg を追加併用する選択肢もあります．服薬方法としてクエチアピンを夕食後に服薬し，その 1 時間後あるいは就寝前にこれらの睡眠薬のいずれかを追加服薬する方法と両剤を夕食後あるいは就寝前に一緒に服薬する方法があるかと思います．

⑦糖尿病が存在するとクエチアピンは禁忌となることから抗精神病薬の使用は難しくなります．私の経験ではリスペリドン（リスパダール®）は催眠目的に使用してもあまり効果を期待できないようです．

⑧抗精神病薬を使用したくないと考える先生にあっては鎮静系抗うつ薬のひとつであるミアンセリン（テトラミド®）をトライしてみるとよいかもしれません．標的症状は，睡眠障害（不眠）ならびに夜間の不穏や落ち着きのなさ，せん妄などになります．夕食後 10mg の服薬から開始し効果がなければ 20mg，30mg と増量していきます．1 日量として 30mg を目安とし，この用量で効果がみられないときには非ベンゾジアゼピン系睡眠薬を追加するか他剤に変更することを考えていきます．

よく睡眠障害に対して薬物療法を援用することに苦言を呈する医師がいますが，その方々の話を聞いていると，睡眠衛生指導を最優先すべきであるなどと非薬物療法を強調されていますが，それが功を奏さないからあるいはそれらを実行することができないから困っている事例が少なくないのです．夜間寝ないで家族を困らせる行動障害を呈する患者に対して睡眠衛生指導を最優先すべきと唱える医師の話には，ではどうしたらよいのかの説明がないのです．

では，事例を呈示して頂きながら睡眠障害に対する薬物療法の手順やコツなどの解説をお願いします．

まずメマンチンが睡眠障害に効果を示した事例から呈示していきます．

> **事例** ベンゾジアゼピン系睡眠薬からメマンチンに変更し睡眠の確保ができた 92 歳，男性，病型判断困難
>
> 以前は妻と 2 人暮しでした．妻が介護施設に入所したことから息子一家との同居が始まったのですが，患者にとって生活の張りがなくなり日中うとうとしていることが多くなり，2 週前から夜間不眠となっています．かかりつけ医からブロチゾラム（レンドルミン®）0.25mg が処方されましたが，1 時間半しか寝られないとのことで紹介になりました．92 歳と高齢でありベンゾジアゼピン系睡眠薬あるいは非ベンゾジアゼピン系睡眠薬はリスクが高いと判断しブロチゾラムを中止し，代わりに催眠効果を期待してメマンチン 5mg を開始しました．2 週後の再来では，夕食後の服薬にて午後 8 時半に入眠し朝 4 時まで睡眠ができるようになってきました．深夜に一度トイレに起きるのですがふらつきなどはないとのことです．現在メマンチン 10mg の服薬で経過をみていますが夜間の睡眠に問題はないとのことでした．

メマンチンには，抗認知症効果とともに鎮静や傾眠といった不都合な状態を惹起することがあります．この傾眠という副作用を逆手に取って高齢認知症患者にメマンチンを夕食後あるいは就寝前に服薬すると夜間の睡眠を確保できる場合があります．

> **事例** 認知症が高度に進展し易怒性や夜間の睡眠障害，独語を呈する 81 歳，女性，アルツハイマー型認知
>
> 78 歳時にアルツハイマー型認知症と診断されドネペジル 5mg が開始されています．2 カ月前から易怒性や介護をする娘を叩く，噛みつく行動が出現してきたことから，認知症が進行していると判断されドネペジルが 10mg に

増量になっています．現在，独語や易怒性，急に泣き出す，夜間寝ない状態を呈し主治医からスボレキサント（ベルソムラ®）15mg が処方されましたが，睡眠効果は全くみられていません（抑肝散 7.5g 毎食前の処方も出ています）．風呂に入ると誰かに覗かれている，玄関に誰かが来ているなど妄想的な訴えもしばしばみられます．同居している娘が相談受診してきました．アルツハイマー型認知症が高度に進展した結果，易怒性や独語などの行動・心理症状 BPSD が活発化してきていると判断し，易怒性を助長している可能性のあるドネペジルを 5mg に減量し，スボレキサントと抑肝散を中止し代わりにメマンチン 5mg を開始しました．2 週後の再来では易怒性や独語は軽減し隔日で夜間は寝られるようになっているとのことでした．今までデイサービスなどを利用したことがなかったので介護認定後にデイサービスを可能な限り利用するよう指導を行いました．その結果，睡眠覚醒のリズムが確立し夜間の睡眠もなんとか確保できているようです．

メマンチンは，患者の行動や感情，言動の安定化を期待できることから本事例のように易怒性や不眠，噛みつき行動などに対して効果を期待できる薬剤といえます．行動・心理症状 BPSD に対して向精神薬の処方を考える前にまずメマンチンをトライしてみるとよいでしょう．

認知症の有無にかかわらず実臨床では高齢者の不眠に対してゾルピデム（マイスリー®）がしばしば処方されていると思うのですがこの薬剤についてなにか困ったことはあるのでしょうか．

ゾルピデムは，睡眠薬としては完成された薬剤であり私もしばしば処方しておりますが，服薬後の異常行動によって認知症を疑われ紹介受診してきた患者を最近 2 名診察しております．以下にその事例を呈示します．

事例 ゾルピデム服薬で夜間に行動障害を示す 73 歳，男性
70 歳頃から不眠のために近医から睡眠薬としてゾルピデム（マイスリー®）

をもらい常用しています．X年11月に夜間に自宅内をウロウロ歩くエピソードがみられました．X＋1年に入っても同様に室内をうろつく行動がみられ，さらに孫の部屋に深夜侵入したこともありました．X＋1年2月下旬からゾルピデムの服薬を止めたところ，それから夜間の行動障害はみられていません．問診では人名想起困難はありますがそれ以外の症状はみられず生活に困ることもないとのことでした．神経心理検査では，MMSE 26点，HDS-R 24点，ADAS-J cog. 7点でした．

> **事例** ゾルピデム服薬で夜間に行動障害を示す80歳，女性
>
> 以前からゾルピデム10mg錠を常用していますが深夜から明け方に覚醒しお菓子などを食べる間食行動がみられています．受診の半年前にゾルピデムを5mgに減らしたところ症状はしばらくみられませんでした．しかし，1週前に再び夜間の間食行動がみられ認知症を心配し受診となっています．患者本人は夜間の行動障害に関して全く記憶がありません．現在は，1錠の半分（5mg）あるいは4分の1錠にして服薬していることから異常行動はみられていません．神経心理検査ではMMSE 28点，HDS-R 29点，ADAS-J cog. 10点でした．MRIでは頭蓋内に局在病変を認めませんでした．

いずれも夜間の行動障害がみられることから認知症を疑われ受診してきた患者です．病歴を丁寧に聴取するとゾルピデムの服薬に関連して行動障害を呈していることがわかります．非ベンゾジアゼピン系睡眠薬のゾルピデムは，ベンゾジアゼピン系睡眠薬に比して副作用は少ないといわれていますが本事例のように夜間の行動障害を惹起することもあるので要注意です．

複数の睡眠薬を併用するあるいは睡眠薬と薬効の異なる薬剤を併用する治療に関してはどうなのでしょうか．

認知症疾患 診療ガイドライン 2017 ならびにかかりつけ医のための BPSD に対応する向精神薬使用ガイドライン（第 2 版）いずれもこれらの課題に答えている記載はないと思います．日本神経治療学会が 2016 年に標準的神経治療：不眠・過眠と概日リズム障害[3]を公表していますが，そのなかで，入眠困難と睡眠維持障害の両者を有する患者に対して異なる半減期を有する複数の睡眠薬を使用することに科学的根拠はなく，むしろ副作用のリスクを高める可能性がある．すなわち，睡眠障害の対応によらず，超短時間もしくは短時間型が第一選択となる，と記載されています．日本睡眠学会などが編集した睡眠薬の適正な使用と休薬のための診療ガイドライン－出口を見据えた不眠医療マニュアル[4]の Q25 睡眠薬を服薬しても眠れません．何種類か組み合わせれば効果がでますか？の勧告では，常用量の睡眠薬を服薬しても効果が不十分な場合に，睡眠薬の多剤併用がより有効であるというエビデンスは無い．副作用リスクを低減するためにも，多剤併用はできるだけ避けるべきである．特に 3 種類以上のベンゾジアゼピン系ないし非ベンゾジアゼピン系睡眠薬の併用は避けなければいけない，と記載されています．

私は，原則として睡眠薬 2 剤の併用は行わないようにしています．しかし，ごくまれに入眠障害に加えて中途覚醒が目立つ患者に対して超短時間作用型と中間作用型を併用する場合があります．たとえば，エスゾピクロン（ルネスタ®）1mg とフルニトラゼパム（サイレース®）1mg を組み合わせて処方することがあります．しかし，いわゆる睡眠薬だけでは夜間の睡眠確保が困難な場合，睡眠薬 2 剤を併用するのではなくベンゾジアゼピン系睡眠薬あるいは非ベンゾジアゼピン系睡眠薬に薬効の異なる薬剤を追加するほうがよいと考えています．追加する薬剤として非定型抗精神病薬のクエチアピン（セロクエル®）12.5mg あるいは 25mg，または四環系抗うつ薬のミアンセリン（テトラミド®）10mg などが候補にあがります．逆にまず非定型抗精神病薬あるいは鎮静系抗うつ薬を処方し，効果不十分な場合に睡眠薬を追加併用する方法もあり，私は実臨床ではこの選択順を基準に考え処方を行っています．

今お話のあったミアンセリンについてもう少し具体的な解説あるいは処方のコツなどを教えてください．

抗うつ薬のなかでミアンセリン（テトラミド®）は，鎮静作用（眠気）が強いことから鎮静系抗うつ薬に位置付けられているようです．鎮静系抗うつ薬としては他にトラゾドン（デジレル®，レスリン®），ミルタザピン（レメロン®，リフレックス®）があります．かなり以前にもミアンセリンを認知症患者に使用した経験はあるのですが，私が認知症患者の睡眠障害やせん妄に積極的に使用するようになったのは『せん妄予防のコツ　静岡がんセンターの実践』という書籍を読んだからです．この書籍はがんセンターに入院している患者にみられるせん妄予防を主眼とする書籍ですが認知症患者の睡眠障害やせん妄にも十分援用できる内容となっています．

　高齢認知症患者の睡眠障害ではせん妄の要因が加わっている場合が少なからずみられます．通常の睡眠薬使用ではふらつきや転倒の危険性が頭に浮かぶことからとくに高齢認知症患者ではせん妄対策の意味もあってミアンセリンの処方をしばしば行っています．処方手順は，ミアンセリン 10mg 夕食後の服薬から開始をします．効果がない場合には翌日に 20mg へ増量します．効果を期待できる患者では 20mg までの用量で睡眠の確保がある程度は可能になることが多いようです．1 日最大量としては 30mg を目安にしています．ミアンセリンだけでは睡眠の確保が不十分なときにはその他の薬剤を追加するようにしています．追加併用する薬剤として，エスゾピクロン（ルネスタ®）1mg から 2mg をしばしば選んでいます．

> **事例**　**76 歳，男性，アルツハイマー型認知症**
>
> 　7 年前にアルツハイマー型認知症と診断されドネペジル 10mg とメマンチン 20mg を服薬しています．現在，妻が困っていることは夜間に 30 回以上トイレに行くので自分が夜間寝られないことです．また，パンを 1 日の中で何回も買い込みパン代が月 2 万円以上になっています．スボレキサント（ベルソムラ®）15mg を開始したところ，午後 8 時頃に床に入り朝 5 時から 6

第 9 章 ●行動・心理症状 BPSD の薬物療法

時頃まで寝てくれるようになりました．1 年ほどはスボレキサントで夜間の睡眠確保はできていましたが再び夜間に 1 時間ごとに覚醒し深夜に自宅内をうろうろしたり冷蔵庫内の生ハンバーグを食べたりする行動が頻繁になってきました．さらに夕方から落ち着かず不穏，易怒性がみられ始めました．その段階でスボレキサント 15mg にミアンセリン 10mg 夕食後の服薬を追加しました．2 週後，服薬 3 日目までは深夜に起きだしたりしていましたが，その後は朝まで熟睡できるようになりました．その後もやや睡眠は不安定ですが両剤の服薬でなんとか過ごすことができると妻は述べていました．

アルツハイマー型認知症の進行に伴い夜間の不眠が出現し，当初はスボレキサントで睡眠の確保はできていたのですが，その後に夕方からの不穏，夜間の不眠などが再燃しミアンセリンの追加でこれらの症状の軽減を図れた事例です．

事例 **透析導入に伴い夜間の不穏，睡眠障害を呈した 85 歳，男性**

　透析導入の 8 カ月前に薬の飲み忘れがあるとのことでもの忘れ外来を受診しています．そのときには MMSE 22 点，HDS-R 21 点，ADAS-J cog. 9 点であり生活障害が目立たないことから軽度認知障害 MCI，経過観察事例と判断しています．透析のシャント造設のため他院に入院したとき，自分のいる場所がわからない，夜間に騒ぐなどの状態を呈したことから早めに退院して透析クリニックに通院していますが，夜寝ずに呼吸が苦しいと訴え頻繁に救急車を呼ぶよう要求して騒ぎます．夕方から不穏となり易怒性や無断で出かけようとする行動がみられています．透析クリニックから対応を求められ夜間の不穏や睡眠障害を標的にミアンセリン（テトラミド®）10mg 夕食後の服薬を開始しました．1 週後の診察では，午後 8 時半に服薬し 1 時間くらいはごそごそしていますがその後に入眠，朝 7 時まで全く覚醒せずに寝ているとのことでした．「今までは深夜に 2 時間ほど室内をうろうろ動き回り，寝られないと言っては駐車場の車で寝込んでしまうこともあったのでとても助かり

112　JCOPY 498-32858

ます」と妻は述べていました.

　鎮静系抗うつ薬であるミアンセリンは，透析患者や保存期慢性腎不全患者に対して減量の必要はないとされています．本事例もミアンセリンの服薬によって夜間の不穏や睡眠障害の軽減を図れています.

9-2　暴言，暴力行為

認知症介護を進める上で家族や介護施設が困ることのひとつに暴言や暴力行為があるかと思います．暴言や威嚇，暴力行為に対する薬物療法について解説をお願いします．

認知症疾患 診療ガイドライン2017のCQ3B-2 焦燥性興奮に有効な非薬物療法・薬物療法は何か[5]の解説・エビデンスをみますと，アルツハイマー型認知症の焦燥性興奮と攻撃性に対するシステマティックレビュー[6]では，低用量のリスペリドン（リスパダール®）が最も効果を期待できる，アリピプラゾール（エビリファイ®）もリスペリドンと同等の効果を期待できるがオランザピン（ジプレキサ®）の効果は一定しない，クエチアピン（セロクエル®）は効果が認められなかった，と記載されています．

　かかりつけ医のためのBPSDに対応する向精神薬使用ガイドライン（第2版）の抗精神病薬の項目にも同様に「焦燥性興奮（agitation）には，リスペリドン，アリピプラゾールは有効性が実証されており使用を推奨する．オランザピンについては使用を検討してもよい．チアプリドも興奮や攻撃性に対する有効性が報告され，脳梗塞後遺症に伴う精神興奮・徘徊・せん妄に保険適応もあるため考慮してもよい」と書かれています．また，このガイドラインでは「暴力や不穏に対して抗精神病薬の使用を考慮してもよい」と記載されていますが具体的な薬剤名はあげられていません．

　総じて焦燥性興奮や攻撃性に対してはリスペリドンかアリピプラゾールが有効性を期待できるようです．

私は，暴言や威嚇，攻撃性，易怒性がみられる初診アルツハイマー型認知症には抗認知症薬のメマンチン（メマリー®）を第一選択薬として使用しています．私の臨床経験では3割から4割の患者で症状の軽減を図れる印象をもっています．ただし，焦燥性興奮や激越などのように激しい陽性症状を示す患者に効果を期待することは難しいかもしれません．問題は，メマンチンで効果を示さない患者や既にメマンチンを服薬している患者の場合です．抑制系薬剤として抗精神病薬ならびに抗てんかん薬，鎮静効果の強い抗うつ薬，漢方薬などが選択肢にあがるかと思います．

かかりつけ医のためのBPSDに対応する向精神薬使用ガイドライン（第2版）には「メマンチンは，興奮・攻撃性，易刺激性，行動変化・異常行動，妄想に有効であったとの報告が複数あるが，統計学的に有意差を認めなかったという論文もあり，科学的根拠は不十分である」と書かれています．

活発な行動・心理症状BPSDに対するメマンチンの科学的なエビデンスは確かに乏しいと思いますが，実際にメマンチンを使用している臨床医は私が前述した臨床効果に関してある程度は同意をしていただけるものと思っています．メマンチンが易怒性や暴言，暴力行為に効果を示した事例を呈示しその有効性を考えていきます．

> **事例　メマンチンが易怒性に著効した87歳，男性，レビー小体型認知症**
>
> 妻と娘の話では，怒り出すと暴力を振るうので手に負えない．自分の思う通りにならないと怒り出す．妻がもうひとりいると言っては妻を怒る，妻を自分の母親と誤認する．自宅内に見知らぬ人間がいて昼食用のおにぎりを食べてしまうと訴えます．テレビをみていて内容が気に入らないとテレビに向かって物を投げる，自宅内の家具を壊す行動がしばしばみられるそうです．紹介元から処方されていたドネペジル5mgの中止を指示したところ，2週後の再来では物を投げつける行動は軽減しましたが易怒性や暴言は継続してい

るとのことでメマンチンを開始しました．3週後（メマンチン 10mg の服薬）の診察では，妻は「メマンチンの開始で穏やかになってきた，怒ることがなくなった，落ち着いてきた，夜間もよく寝ている，今まで嫌がっていたデイサービスも明日から利用できるようになった，先生にはとても感謝しています」と述べていました．

メマンチンがレビー小体型認知症でみられる易怒性や暴言，暴力行為に著効した事例です．レビー小体型認知症の行動・心理症状 BPSD に対するメマンチンの有効性に関しての明確なエビデンスはないのですが，事例によっては効果を期待できることもあるので向精神薬を使用する前に一度はトライをしてみてもよいかと考えています．

ではメマンチンで効果が乏しい場合あるいはすでにメマンチンを服薬している患者の場合，次の一手をどうするかを考えていきましょう．

私は，易怒性や暴言，威嚇が軽度から中等度の場合にはメマンチンに少量の抗てんかん薬を追加するようにしています．具体的な薬剤としては，カルバマゼピン（テグレトール®）あるいはバルプロ酸（デパケン®，バレリン®，セレニカ®など）のいずれかになるかと思います．最近発売されてきた新規抗てんかん薬にはこれらの症状軽減を期待することはできないようです．私の経験では新規抗てんかん薬をいくつか処方してみましたが認知症でみられる行動・心理症状 BPSD への効果は乏しい印象を受けています．レベチラセタム（イーケプラ®）は，逆に易怒性や興奮，攻撃性などの精神症状が出現することがあるので要注意です．

表9-1 にバルプロ酸処方の手順と注意点を示しました．高齢認知症患者では，眠気や倦怠感が出現する可能性があるので服薬は夕食後あるいは就寝前が望ましいでしょう．初回用量として1回 200mg から開始し，2週前後の観察期間を経て効果が不十分ならば 400mg に増量します．400mg を1回で服薬してもよいのですが，200mg の段階で不都合な状態

第 9 章 ●行動・心理症状 BPSD の薬物療法

| 表 9-1 | バルプロ酸処方の実際とコツ |

- 標的症状は，易怒性，暴言，焦燥感，威嚇言動などの感情障害である．暴力行為にも効果を期待できるかもしれない．
- 初回用量は，200mg から 400mg を分 1 あるいは分 2．1 日最大用量は 600mg 前後か．これで効果がなければ他剤に変更する．高齢者では 100mg 就寝前服薬からの開始もよい．
- 高齢者では，眠気や倦怠感が出現する可能性あり．まずは就寝前の服薬からの開始が理想的かもしれない．翌日まで持ち越し効果が強いときには継続不可と考える．
- 中止すべき副作用は，肝臓障害，黄疸，高アンモニア血症を伴う意識障害などである．
- 食欲低下をきたすことがあるので過食の患者に試みるとよい．

がなければ朝夕に分けて服薬してもよいと思います．1 日最大用量を 600mg 前後に設定し，これで効果がないあるいは不十分ならば他剤に変更するようにしています．不都合な状態として過剰な眠気に注意することです．翌朝起きられないあるいは翌日ぼっとした状態が継続する患者がみられます．その場合には増量や継続は難しいと判断すべきです．

事例 **易怒性にバルプロ酸が有効であった 85 歳，男性，アルツハイマー型認知症**

　終日妻に対して小言を言い続けています．普通に話をしていたかと思うと突然怒り出します．2 週間前に次男の嫁が亡くなったとき，病院でその嫁の両親に「なぜ亡くなったのか」と怒鳴りつけていました．事実誤認の話を大声で話し，納得がいかないとさらに怒り出すパターンを繰り返しており同居家族は皆辟易しています．初診時の MMSE は 20 点，HDS-R は 12 点でした．頭部 MRI では両側基底核を中心に無症候性ラクナ梗塞が散在していました．メマンチンを 5mg から開始し 10mg の段階で易怒性はやや軽減してきています．15mg への増量でふらつきが出現したことから患者本人がメマンチンの服薬に拒否的になってきています．家族はもう少し易怒性を軽減してほしいとの希望があり，メマンチン 10mg にバルプロ酸 200mg 夕食後の服薬を追加しました．1 カ月後，妻は「怒ることがほとんどなくなりとても穏やかになっている」と述べていたのでこの用量で経過をみています．

高齢認知症患者では，バルプロ酸の少量投与でも易怒性や暴言の軽減につながることが少なくありません．メマンチンで効果が乏しいあるいは増量が困難な事例にはバルプロ酸の少量追加が効果を期待できるかもしれません．

事例　メマンチンでは効果に乏しくバルプロ酸で易怒性の軽減ができた76歳，女性，アルツハイマー型認知症

　3年前に他院でアルツハイマー型認知症と診断されドネペジル5mgが開始されました．転院後，易怒性と睡眠障害（午後8時に床に入り朝方3，4時に覚醒する）が目立ってきたことからメマンチンの追加・併用を開始しました．メマンチンを増量しますが易怒性の軽減に乏しく，さらに患者本人が受診を拒否し，朝起きがけに泣き出したり早く死ねと言われたと怒り出したりするので家族が辟易していました．易怒性と感情の安定化を標的にバルプロ酸200mgを夕食後の服薬から開始し2週後に400mgに増量し朝夕食後に分けて服薬するように指示しました．夫は多少効果があるような気がすると述べていたことから朝食後400mg，夕食後200mgに増量した結果，泣いたりすることはなくなり感情面では安定化してきました．その後1年以上みていますが易怒性はほぼ消失し診察室ではやや軽躁状態ですがバルプロ酸は1日600mgで維持しています．

すでにメマンチンが処方されている患者で易怒性や感情の起伏が目立つ際，バルプロ酸を追加することで感情障害の軽減から消失を期待できる場合があります．易怒性や暴言，暴力行為などに対してメマンチンの効果が乏しいとき，抗精神病薬を処方する前にバルプロ酸をトライしてみる価値はあるかと思います．

事例　夫に対する暴力行為が著しい80歳，女性，アルツハイマー型認知症

　1年前にアルツハイマー型認知症と診断されメマンチン20mgが処方され

ています．現在の問題は 85 歳の夫に対する暴力行為です．患者本人が気に入らないと夫を殴る，蹴る，引っ掻くなどの行動がこの 2 カ月で頻繁になってきています．庭に生ゴミを捨てる，自動便器の電源を勝手に切ってしまう，洗濯機にバケツを放り込むなどの行動もみられます．息子一家との二世帯住宅ですが息子の嫁が悪性腫瘍治療中で息子家族からの協力を得ることが難しい状況です．包括支援センター職員が介入しデイサービスなどの利用を勧めますが本人が拒否し利用に至っていません．暴力行為を標的にバルプロ酸 200mg 夕食後の服薬を開始しました．1 週後，家族から「薬がよく効いている，怒ることがなくなり感情のコントロールができてきている」とのことだったので 200mg を継続していました．バルプロ酸開始 5 週後，「実際に暴力を振るうことはなくなったが言葉の暴力がひどい．怒りっぽいしこちらが参ってしまう」と夫は疲弊気味になってきました．患者本人は「自分はお父さんに手を出したことはないし，毎日散歩をして楽しんでいる．病気だなんで思っていない」．バルプロ酸を 400mg 朝夕食後に増量しました．10 週後，夫は「前回から 2 回だけ怒ることがあった．1 回は頭を小突かれ，もう 1 回は尻を蹴飛ばされた．でもこの用量ですごくよい」と述べていたので同用量で経過をみています．

　バルプロ酸を処方する際，まれですが高アンモニア血症を発現することがあるので要注意です．半年ごとに採血を行って肝機能やアンモニアをチェックすることが必要になってきます．以下に高アンモニア血症をきたした患者を紹介します．

> **事例** 　**75 歳，男性，アルツハイマー型認知症**
>
> 　65 歳時に，スーパーマーケットに自分の車を駐車したことを忘れて車を盗まれたと警察に通報したことから，他院でアルツハイマー型認知症と診断されドネペジルが開始され 69 歳時 10mg に増量されました．当院転院後，やや易怒性がみられること，HDS-R が 13 点に低下していたことからドネペジ

ル10mgを継続しながらメマンチンの追加併用を開始しました．その後，易怒性も軽減し安定した状態で経過していましたが，74歳頃から易怒性が再燃してきました．ドネペジル10mg，メマンチン20mgにバルプロ酸400mg分2を追加しました．1カ月後の診察では易怒性は消失しとても穏やかになったと妻は喜んでいました．その後，約4カ月ごとに肝機能などをチェックしていましたが，1年後にAST（GOT）62（基準値；13-33U/L），ALT（GPT）35（基準値；6-30U/L），アンモニア106（基準値；30-86μg/dL）と悪化をしたことからバルプロ酸を中止しました．

　私の印象では，バルプロ酸よりもカルバマゼピン（テグレトール®）のほうが易怒性や暴言，威嚇などの軽減効果は強いように感じていますが，ご承知のようにカルバマゼピンは，血液異常（再生不良性貧血，汎血球減少，白血球減少，無顆粒球症，血小板減少など）と皮膚症状（中毒性表皮壊死融解症，皮膚粘膜眼症候群；Stevens-Johnson症候群，急性汎発性発疹性膿疱症，剥脱性皮膚炎）を発現する危険性が頭に浮かぶのでその処方に躊躇することが多いと思います．カルバマゼピンを処方する際の手順を図9-1に示しました．初回用量を50mgあるいは100mg夕食後または就寝前服薬とし，その後1から2週ごとに50mgずつ増量していくのがよ

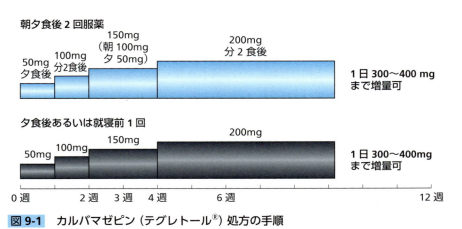

図9-1　カルバマゼピン（テグレトール®）処方の手順

いでしょう．場合によっては朝夕食後に分けてもよいと思います．重篤な皮膚症状のほとんどは，服薬開始3カ月以内に出現することから投与初期に注意深い観察が必要になります．種類を問わず何らかの皮膚症状が出現したらただちに服薬を中止するよう家族に強調しておくことが重要です．

易怒性や暴言に対してバルプロ酸を開始した後，いつまで継続したらよいのでしょうか．臨床経過中に止めることはできるのでしょうか．

認知症患者が示す易怒性や暴言，暴力行為に対して抗てんかん薬あるいは抗精神病薬の使用後，症状の軽減が図れた場合には可能な限り薬剤の減量から中止を試みるようにします．確定的な期間を述べることはできませんが，症状が軽減あるいは消失してから3カ月から半年前後その薬剤を継続した後，一度薬剤を中止してみるとよいと思います．家族や周囲が困る行動・心理症状BPSDは薬剤によって軽減から消失した後，その薬剤を中断しても症状の再燃を起こすことは少ないといわれています．以下に事例を紹介します．

> **事例**　**易怒性や暴言が目立つ87歳，女性，アルツハイマー型認知症**
>
> 　介護施設に入所中．食事をした後でも食べていないと言って怒り出す．自分の思い通りにならないと大声を出したり泣いたりするので施設では困っています．夜間に帰りたいと言い張り終夜騒いでいます．診察室に入ってくるなり「ばか」と叫び診察に応じてくれませんでした．中等度腎障害があることからメマンチンは使用しづらいので感情の安定化を期待してバルプロ酸（バレリン®，デパケンなど®）200mg夕食後の服薬から開始しました．3週後の再来では易怒性や暴言などはほぼ消失し診察室でも穏やかな表情をみせていました．バルプロ酸200mgを10カ月ほど継続した後に処方を中止しましたがこの半年間易怒性などの困った症状は全くみられていません．現在も介護施設では穏やかな状態が続いているとのことでした．

この事例のように家族や周囲の人々が困る状態が一度軽減から消失すると薬剤を中止しても再燃することが少ないことをしばしば経験します．向精神薬の処方は，可能な限り早めの減量から中止を心がけるようにしたいものです．標的症状が消失した後も薬剤を意味なく継続処方することは絶対に避けるべきです．

抗てんかん薬によって易怒性や暴言，威嚇などを軽減することができればよいと思いますが，これらが効果を示さないあるいは暴力行為などの深刻な状態に進展している場合にはどうしたらよいのでしょうか．

かかりつけ医のためのBPSDに対応する向精神薬使用ガイドライン（第2版）には，焦燥性興奮 agitationや暴力行為，不穏には抗精神病薬の使用を考慮してもよいとの主旨が記載されています．ただし，抗精神病薬使用の留意点として以下の項目をあげています（一部改変しています）．

①低用量で開始し，症状をみながら漸増すること．
②副作用の発現が少ない非定型抗精神病薬を使用する．
③抗精神病薬の併用（2剤以上）は避ける．
④2週間位の時間をかけて薬効を評価する．症状を完全に消退させるまで増量するのではなく，非薬物療法との併用のもと維持用量を検討する．
⑤副作用を認めたら速やかに減量もしくは中止を検討する．
⑥抗精神病薬の副作用は，使用開始後早期に出現する場合にはみつけやすいが，1カ月以上，さらに長期に使用している段階で出現することもあるので注意すること．

　要は非定型抗精神病薬を少量から開始し漸増する，そこそこの効果を示す用量で留める，副作用に注意する，ことだと思います．

暴力行為が深刻な状態になりますと抗てんかん薬ではなかなか症状の軽減を図ることが難しいように感じています．抗精神病薬の使用によってある

程度鎮静を試みるしか方法はないように思います．抗精神病薬としては，定型抗精神病薬に属するチアプリド（グラマリール®）か非定型抗精神病薬のいずれかを使用することになるでしょう．後者を選択する際には，まず糖尿病の有無を確認することが必須です．以下に各薬剤の具体的な使用手順を示します．

①チアプリドは，かかりつけ医の先生がたがしばしば使用されている薬剤ですが処方用量がやや多いように感じています．まず25mgを1日1回夕食後あるいは就寝前の服薬から開始をします．さらに慎重に投与したいときには細粒で10mgから開始という選択肢もあります．効果不十分の際にはさらに25mgを追加しますが1日1回あるいは朝夕食後に分けての服薬とします．1日最大量は50mg，多くても75mgに止めるべきです 図9-2．これ以上に増量すると薬剤性パーキンソニズムを惹起する可能性が高くなります．

②非定型抗精神病薬の選択は糖尿病の有無をまず確認することから始まり

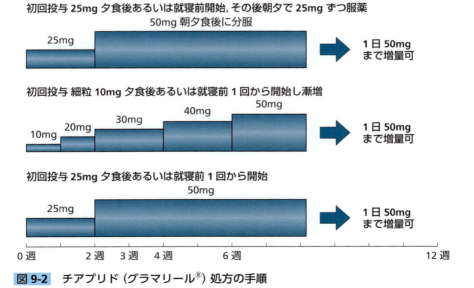

図9-2　チアプリド（グラマリール®）処方の手順

ます．糖尿病がある場合にはクエチアピン（セロクエル®）とオランザン（ジプレキサ®）は禁忌になるのでその他の非定型抗精神病薬（リスペリドン，アリピプラゾール，ペロスピロンなど）を選択します．

③暴力行為が比較的軽度であるあるいは暴言や威嚇言動くらいで暴力行為に進展していない，夜間の催眠を期待したいときにはクエチアピンをしばしば使用しています．夕食後あるいは就寝前に1回25mgから開始し，状況をみながら25mgずつ増量していき1日最大量を100mgから150mg前後に設定します．副作用などが心配ならば12.5mgからの開始でもよいでしょう 図9-3．

④リスペリドン（リスパダール®）は，暴力行為が目立ち早めに鎮静を図りたいときに使用します．1回0.5mgあるいは1mgを夕食後または就寝前の服薬から開始し，0.5mgずつ漸増していきます．1日最大量を2mg前後に設定するのがよいでしょう 図9-4．エビデンス的には低用量のリスペリドンが最も効果を期待できるとされていますが，実臨床ではなかなかそのようにはいきません．非定型抗精神病薬は，定型抗精神病薬に比して錐体外路徴候あるいは薬剤性パーキンソニズムを生じにく

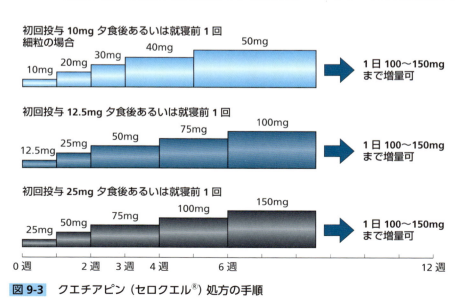

図 9-3　クエチアピン（セロクエル®）処方の手順

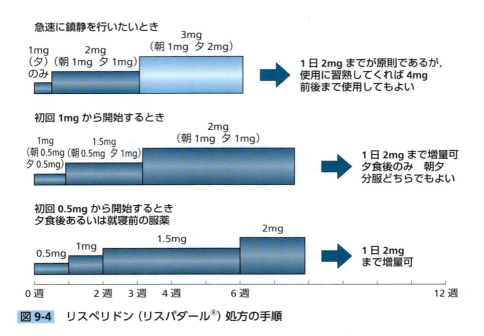

図 9-4 リスペリドン（リスパダール®）処方の手順

い薬剤群とされていますがそのなかでリスペリドンはこれらの不都合な状態をしばしば起こすことを経験しています．また，嚥下障害も出やすいことから注意が必要です．

⑤オランザピン（ジプレキサ®）もリスペリドンと同様に鎮静効果が強い薬剤ですが糖尿病患者には禁忌です．糖尿病患者に誤って使用した場合には急激に高血糖をきたすことがあります．オランザピンは，催眠効果も期待できるので夜間の暴力行為や睡眠障害に伴う行動障害に使用すると効果を期待できるかもしれません 図 9-5．

⑥ペロスピロン（ルーラン®）は，幻覚や妄想の軽減を期待できる薬剤と思いますが，暴力行為にはやや効果が弱い印象をもっています．私は，暴力行為に本剤を使用した経験はありません．

⑦エビリファイ（アリピプラゾール®）は，他の非定型抗認知症薬と作用機序が異なる薬剤です．私も数名に使用したことがありますが用量設定

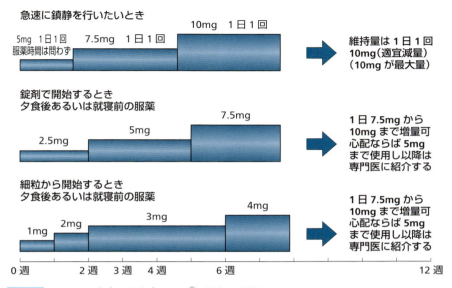

図 9-5 オランザピン（ジプレキサ®）処方の手順

や増量の手順がなかなか難しく効果に関してもコメントできるほどの使用経験がありません．かかりつけ医・非専門医の先生がたの実臨床ではお勧めし難い薬剤といえます．

抗精神病薬が効果を示した事例を呈示しながらより具体的な処方手順を教えてください．

では以下でいくつかの事例を呈示します．

> **事例　チアプリドが奏功した 76 歳，女性，アルツハイマー型認知症**
>
> 　72 歳時に脳梗塞を発症し感覚性失語に加えて妄想がみられ 73 歳時にもの忘れ外来を受診になっています．メマンチンを開始し妄想的言動は軽減していました．その後軽度の妄想的訴えや易怒性は継続していたのですが，2 週間前から自宅にいるのに家に帰ると言い始め，落ち着きがなくなりベッドを

蹴飛ばしたりするようになりました．さらに夜間ほとんど寝ず騒ぐ状態が継続し家族が疲弊する状態になっています．他院で抑肝散を処方されましたが効果は全くないとのことでした．糖尿病があるのでクエチアピンやオランザピンは使用できないことからチアプリド（グラマリール®）50mg 夕食後の処方を開始しました．2週後の再来では「薬がすごく効いている，朝までぐっすり寝てくれる，日中興奮もなくなった，夜間に頻繁にトイレに行く行動もなくなったので家族はとても楽になった」と娘は述べていました．

チアプリドは，脳梗塞後遺症に伴う攻撃的行為，精神興奮，徘徊，せん妄の改善に対して保険適用を取得している定型抗精神病薬です．通常成人には1日75mgから150mg分3とされていますが認知症診療，とくに高齢認知症患者では少量から開始をするのが原則といえます．1日1回25mgから50mgを夕食後あるいは就寝前の服薬から開始するのがよいと思います．本事例も50mg夕食後の服薬で睡眠の確保と興奮の軽減がみられています．高用量を使用していますと薬剤性パーキンソニズムを惹起しやすいので注意が必要になります．

事例　暴言や大声を出す，不穏を示す80歳，女性，アルツハイマー型認知症

76歳時にアルツハイマー型認知症と診断されドネペジル5mgが開始されました．半年後からメマンチン20mgが併用になっています．80歳になった頃から夕方の暴言がひどくなり隣近所にも暴言や悪態をつくので家族が困っています．たとえば，隣人に向かって「てめえ，死んでしまえ！」などと怒鳴っています．デイサービス利用から帰宅すると不穏になり「自宅に帰る」と言い張り出て行こうとします．夜間も落ち着かず寝ないことが多くなってきています．近くの精神科クリニックからクアゼパムやクロルプロマジン，バルプロ酸，クエチアピンが処方されていましたが全く効果がみられず家族が相談受診となりました．これらの薬剤を全て中止し代わりにオランザピン2.5mg夕食後の服薬を開始しました．1週後，家族から「暴言が薬でぴたっとなくなっ

た．服薬翌日からだいぶ落ち着いてきました．自分でできないことを認識できるようになった．とても助かりました」と言われました．薬効を確認できたことからオランザピンの毎日の服薬を中止すること，その後は患者の状態によって頓服が望ましいことを指導しました．以降は落ち着いているとのことでグループホームに入所になりました．

かかりつけ医，非専門医の先生がたがオランザピンまで処方することはまずまれかと思います．ここで述べたいことは，オランザピンに限らずある薬剤を服薬してみると家族や周囲の人々が困っていた行動・心理症状BPSD が速やかにかつ完全に消失する事例があることです．本事例も薬剤選択である部分困ったなと考えながらオランザピンを処方したのですが予想外に著効したわけです．このように著効した事例ではその薬剤を中止しても症状の再燃をきたすことは少ないようです．ただ患者の行動・心理症状 BPSD で困っていた家族は，薬剤で症状が軽減あるいは消失してもその薬剤の継続を希望することがほとんどです．なかなか薬剤の減量や中止に納得しないのです．そのときには，効果のあった薬剤を頓服で服薬するよう家族に指導するとよいと思います．次のように家族に説明します．「この薬で患者さんの困った症状は軽減しています（あるいは消失しています）．この種類の薬剤は長期間の服薬は好ましくありません．薬を処方されないと家族は心配されるでしょうから症状が再燃したときのために数日分薬を出しておきます．症状が再燃したら頓服で飲ませるようにしてください．症状が再燃しないならば服薬は不要です」

事例 **興奮や暴力行為が頻繁な 83 歳，女性，アルツハイマー型認知症**

80 歳頃からもの忘れ症状がみられています．患者の財産を狙って妹夫婦が近づいてきており患者の預金から毎週 3 万円ずつ妹が引き下ろして持ち帰る状態が 3 年ほど継続していました．家族がその件に気づき患者の通帳を隠したことから物盗られ妄想に発展してきています．現在，毎日興奮して暴言や

暴力行為がみられ嫁の両上肢を爪でひっかく行動もみられます．要介護3に認定されている夫にもしばしば暴力行為が及んでいます．要介護1に認定されていますが介護サービスを拒否し3年以上入浴していません．メマンチンを開始したのですが家族の顔を見ると興奮して薬を飲まないことから経口薬での対応は難しいと判断しました．次にリスペリドン（リスパダール®）内容液1mL（リスペリドンとして1mg）をお茶に混ぜて服薬させています．服薬後，興奮や暴力行為はかなり軽減してきています．1カ月後，精神状態は比較的安定していたのでリスペリドンを頓服での使用に変更しました．以降頓服の必要がないほど安定していたのですが半年後に夫の介護負担を契機に再び攻撃性が亢進したことからリスペリドン1mgを4日間連続で服薬させたところ症状は軽減したそうです．それ以降も暴言を吐きますが長続きをしないことから家族は服薬なしでなんとかやっていけると述べていました．

事例 妄想や暴言にリスペリドンが有効であった83歳，女性，レビー小体型認知症

80歳頃からもの忘れと物盗られ妄想がみられ他院でアルツハイマー型認知症と診断されドネペジルが処方されました．現在，ゴミ箱にテレビのリモコンを投げ込んだり家族が自分に黙って外食をしたと言って終日家族を攻撃したりしています．抑肝散7.5gを開始しましたがほとんど効果がなく，2カ月後にカルバマゼピン（テグレトール®）に変更しました．400mgまで増量したのですが易怒性や妄想の軽減を図れずクエチアピン（セロクエル®）に変更し100mgまで増量しました．しかし，「自分には隠し子がいる，見つけて来い！」「自分を除け者にして外食をしているのはけしからん！」などと言っては家族を責めています．リスペリドン（リスパダール®）に変更したところ，2mgで攻撃性や興奮などは少なくなってきました．家族の負担が軽減したことから服薬を中断したところ，再び「庭に車が来ている，子供がいなくなった」などと言って夜間に騒ぐようになり1mgで再開しています．現在，1mgと

2mg を状態によって使い分けています.

9-3 妄想・幻覚

妄想と幻覚は精神病症状として一括されていますが認知症でみられる幻覚や妄想に対する薬物療法について解説をお願いします.

認知症疾患 診療ガイドライン 2017 の CQ3B-3 幻覚・妄想に有効な非薬物療法・薬物療法は何か[7], をみますとアルツハイマー型認知症の妄想に対しては, エビデンスは乏しいが, 抗認知症薬の投与を試みることを検討しても良い, 定型抗精神病薬よりも非定型抗精神病薬（リスペリドン, オランザピン, クエチアピン, アリピプラゾール）のほうが副作用が少ないため, 非定型抗精神病薬が推奨される. また, 投与にあたっては少量から開始し, 3 カ月以上症状が安定している患者については, 注意深く減薬することが必要である, と記載されています.

かかりつけ医のための BPSD に対応する向精神薬使用ガイドライン（第 2 版）では, 幻覚・妄想に対してリスペリドン, オランザピン, アリピプラゾールなどの使用を推奨する. クエチアピンの使用を検討してもよい, レビー小体型認知症の行動・心理症状 BPSD に対して, クエチアピンとオランザピンの使用を考慮してもよいと述べています.

これらを勘案しますと, 妄想・幻覚に対しては非定型抗精神病薬を選択, 少量から開始し効果を確認したら 3 カ月をめどに減量を図る処方計画がよいようですね.

アルツハイマー型認知症でみられる妄想としては物盗られ妄想が圧倒的に多いと思うのですが, 私の経験では薬物療法が著効する事例は少ないように感じています. 物盗られ妄想に関しては, 犯人とされる家族や周囲の人々がある程度我慢をするあるいは患者と犯人とされる人物の物理的分離を図るしか対策はないようにも感じています. 一方, 被害妄想や嫉妬妄想

第 9 章 ●行動・心理症状 BPSD の薬物療法

に対してはメマンチンあるいは非定型抗精神病薬が効果を期待できる事例があるようです．以下にメマンチンで妄想が軽減した事例を呈示します．

事例　自室を荒らされるとの妄想を訴える 90 歳，女性

85 歳頃からややおかしいとは感じていました．以前から嫁とトラブルが多かったのですが 88 歳時に入院してから嫁に対する敵意がより目立ってきました．現在，自分（患者）がいないときに息子や嫁が自室に勝手に入り，金銭などを持ち出すと言って興奮し攻撃的になるので家族が困っています．初診時，HDS-R は 9 点，MMSE は 17 点でした．90 歳と高齢なことから抗精神病薬の使用は危険と考えメマンチン（メマリー®）を開始したところから興奮や攻撃性はやや落ち着いてきました．10mg の段階で部屋を荒らされるという訴えは大幅に減少してきています．夜間睡眠が良好となり家族は大分楽になったと述べていました．メマンチン 10mg を継続しています．

90 歳の女性が妄想と攻撃性を示しているのですが年齢を考慮しますと抗精神病薬などの使用は避けたいのですがこの状態が継続することは同居する家族にとってはとても耐えられないと思います．このような事例では，まずメマンチンの投与を考えるようにします．メマンチンの鎮静的な作用によって患者が示す妄想やそれに伴う攻撃性の軽減を図れる事例が少なからずみられるからです．

事例　妄想が活発な 86 歳，女性，アルツハイマー型認知症

1 年前から同居の息子に攻撃的になり，毎日のように「息子に女ができた，帰りが遅いのは女がいるせいだ，息子が結婚したがっているのはけしからん」と言って怒り出します．現在，着替えをしない，買い物に行かず料理もしません．終日テレビをみていることが多い．患者の言い分は「息子は結婚したのに一緒に暮らしていない，お嫁さんと会ったことはないが結婚したとの報告だけは受けた」とのことです．初診時の HDS-R は 17 点，MMSE は 14 点，

130

> ADAS-J cog. は 18 点でした．妄想や易怒性が目立つ中等度アルツハイマー型認知症と診断しメマンチンを開始しました．開始 2 週後，易怒性は軽減し感情面では安定化してきました．息子の結婚や女がいるとの訴えに変化はありません．15mg に増量後，ふらつきが出現してきたので 10mg に減量し継続していますが妄想の訴えは週 1 回程度に著減しています．4 カ月後，たまに易怒性や妄想はみられますがスーパーに買い物に出かけるなど行動はやや活発化してきています．

メマンチンが妄想に対して効果を期待できることはわかりますが，おそらく効果を期待できるのは少数の患者だけではないでしょうか．メマンチンで効果がないときの薬物療法としてなにが考えられるのでしょうか．

妄想や幻覚に対して効果を期待できるのはおそらく抗精神病薬しかないと思います．種々のガイドラインに記載されているように非定型抗精神病薬を選択するということになるのでしょうが，益（妄想や幻覚の軽減，家族の負担減）と不利益（錐体外路徴候，嚥下障害，易転倒性など）を天秤にかけて使用するか否かの判断をするしかないでしょう．以下に事例を呈示しながら処方の手順を考えていきます．

> **事例** 夫に対する浮気妄想，被害妄想が目立つ 77 歳，女性，アルツハイマー型認知症
>
> 2 年前に妄想を主訴に受診しましたが老年期の妄想性障害なのかアルツハイマー型認知症なのかの判別ができず紹介元にメマンチンの処方を依頼した事例です．2 年後に再来してきましたが，現在，女性が自宅に入り込んできて夫とご飯を食べたり楽しくお喋りをしたりしていると訴えます．日中家族がいないときに女性が家に上がり込んでいるのは夫が合鍵を渡したからではないかと疑い終日夫を責めています．自宅のタオルをその女性が使ったと言ってはハサミでタオルを切り刻む行動がしばしばみられます．易怒性も出現し，

第9章 ●行動・心理症状 BPSD の薬物療法

先日は夫にゴミ箱を投げつけ夫の下腿に血腫ができていました．妄想や暴力行為，暴言を標的にオランザピン（ジプレキサ®）2.5mg 夕食後の服薬を開始しました．2週後，妄想は依然として継続していましたが暴力行為や暴言は消失してきました．患者本人は診察室で「女の話，私はそんなことを言ったことはありません．作り話をしていませんか．私はそんな会話をしたことはありません」と妄想を否定していました．5mg に増量3週後，夫は「今の薬がよいみたい．精神的に安定してきておりかっとなることはない．被害的な訴えは少し残っているがその後の攻撃的な言動や行動はなくなった．10時間以上寝ている」と述べていました．夫から一度服薬を中止したいとの希望があって処方を中断しましたが，2カ月後には症状の再燃をきたしたことからオランザピンを再開し現在 5mg を継続しています．

　オランザピンは，非定型抗精神病薬に属する薬剤であり認知症診療では保険適用外ですが認知症患者が示す妄想や幻覚，暴力行為などの陽性症状に効果を期待できると考えられますが，かかりつけ医の先生がたが処方することは少ないと思います．認知症診療で鎮静効果を期待できる抗精神病薬としてオランザピンならびにリスペリドン（リスパダール®），チアプリド（グラマリール®）などがあげられると思います．これらの使い分けの明確な基準はないのですが，個々の先生がたがある薬剤を使い慣れるようにするとよいと思います．たとえばリスペリドンを何人かの患者に使用していくとその処方のコツなどを学ぶことができるでしょう．

事例　性的逸脱行為から妄想，暴力行為に進展している79歳，男性，アルツハイマー型認知症

　74歳時にアルツハイマー型認知症と診断されドネペジル 5mg が処方されています．今回の相談は，患者が1カ月前から妻に対してさかんに性的要求をするようになり，妻が拒否したことから浮気をしていると言い始め妻を責めるようになってきたことです．激昂すると妻を殴るなどの暴力行為もみら

れます．夜間寝ず昼夜逆転になってきています．糖尿病があります．本来ならば性的逸脱行為に薬物療法は効果を期待できないのですが家族の希望もあってリスペリドン（リスパダール®）1mg 夕食後，フルニトラゼパム（サイレース®）2mg 就寝前服薬の処方を立てました．2 週後の再来では，服薬当日から夜間はよく寝るようになり，服薬 3 日目から口数が少なくなり性的な訴えもなくなりおとなしくなってきたのでフルニトラゼパムを半錠にしているとのことでした．鎮静がかかっていることからリスペリドンも半錠にするように指示しました．2 カ月後，両剤を一時中断したところ再び性的な訴えと暴力行為が再燃したのでリスペリドン半錠を 3 日に 1 回服薬させているとのことでした（フルニトラゼパムは服薬なし）．服薬翌日はやや口数が少ないのですが笑顔がみられ動作もよくなっているとのことでこの方法で眠薬を継続しています．

事例　多彩な妄想を訴える 73 歳，女性，アルツハイマー型認知症

　71 歳時，他院でアルツハイマー型認知症と診断されドネペジルが開始されています．当院受診半年前からマンションの上下の階の住人が物を盗んでいくと訴え始めました．有名な俳優が飛行機に乗って自宅に来たので話をした，昔芸能人と一緒に働いていたなどとも言うようになってきました．診察室ではサングラスをかけ大きなマスクをして顔を隠している状態でした．メマンチン（メマリー®）を追加併用したのですが妄想に対して効果がなく，さらに現在地からの引越しに拘るようになり毎週息子と 4 時間ほど市内を歩き回り空き家を見つけると「あそこが家だから」と言って無断で入ろうとする行動がみられます．週 2 回デイサービスを利用していましたが留守中に隣人が侵入し物を持っていくと言い張り利用を止めてしまいました．隣家のドアをどんどん叩いで「物を盗んでいくな！」と怒鳴りこむことが多くなり周囲からなんとかするよう求められています．妄想の軽減を目的にペロスピロン（ルーラン®）4mg 夕食後の服薬を開始しました．2 週後，効果が乏しいことから

第9章 ●行動・心理症状 BPSD の薬物療法

8mg 朝夕食後に増量したところ，物盗られ妄想は軽減しそれに伴う行動障害もなくなってきました．しかし同時に笑顔が消え発動性の低下もみられることから家族はペロスピロンの中止を希望しました．服薬を止めてから物盗られ妄想や引越しに対する執着などが再燃し現在 8mg 分 2 で継続しています．小声でドアを叩く行動がたまにみられますが比較的機嫌よく日常生活を送っています．

　私の経験では，ペロスピロンはアルツハイマー型認知症でみられる妄想に対して効果を期待できる薬剤のひとつではないかと考えられます．おおむね 1 日 4mg から 8mg の用量で妄想や幻覚の軽減が可能になることが多いので大量を使用する必要はないと思います．

事例　幻聴と妄想が活発な 66 歳，女性，判断困難事例

　2 年前までうつとして治療を受けていました．4，5 年前から妄想的な訴えが出てきました．メールで知人に送った内容がみんなに知れ渡っている，入浴の際に誰かに覗かれている，娘宅に電話を入れて娘宅の風呂も覗かれているから注意するように言う，自宅内で盗聴されていると言い張るなどの状態がみられます．患者本人は「今まで聞こえなかったことが聞こえるようになった，隣家の女性やそこを訪れている人間の声が聞こえる，何を言っているのか具体的な内容はわからないが確かに声が聞こえる」などと述べていました．幻視やパーキンソン症状の存在は確認できませんでした．神経心理検査の結果はいずれも正常範囲に位置しており，認知症よりも遅発性パラフレニーあるいは認知症を伴わない妄想・幻覚を疑いました．治療薬としてまずリスペリドンを処方しましたが幻聴や妄想の軽減に至らず，次にペロスピロン（ルーラン®）4mg を夕食後の服薬から開始し 1 週後に朝 4mg，夕 4mg に増量しました．服薬 10 日目頃から幻聴や妄想の急激な軽減がみられ始め 1 カ月後には妄想と幻聴は消失しました．半年間の服薬後にペロスピロンを中止し診療を終了したのですが，その半年後に「身上調査をしているような声が聞こ

える，自分の考えが全てスマートフォンに読まれている感じがする，その内容を隣家に集まった多くの人間が聞いている」との妄想や幻聴の再燃がみられペロスピロンを1日8mg朝夕食後の服薬を再開し現在に至っています．

9-4 アパシー

アパシー（無為・無関心）は，自発性の低下や発動性の減退が著しく，以前行っていた家事や趣味，興味に関心を示さなくなり，なにもしない我関せずの態度を示すものです．しかしながら徘徊や暴力行為などのように活発な行動・心理症状 BPSD ではないことから，介護負担が少なくあまり注目されない病態といえますが，臨床の現場では重要な問題だと認識しています．アパシーに対する有効な薬物療法について教えて下さい．

認知症疾患 診療ガイドライン2017のCQ3B-7 アパシーに有効な非薬物療法・薬物療法は何か[8]，をみますと，コリンエステラーゼ阻害薬のアパシーに対する効果がシステマティックレビュー[9]にて確認されており適応となる認知症患者では第一選択薬となりますが，その他の薬剤に関しては結果が一貫しない，と記載されています．かかりつけ医のためのBPSDに対応する向精神薬使用ガイドライン（第2版）では，抑うつとアパシーの鑑別は難しい場合も少なくなく，アパシーはSSRIにより悪化するリスクも報告されているので，必要に応じて適切な医療連携を推奨する，と述べられているだけです．概してアパシーに対してはコリンエステラーゼ阻害薬以外に有効な薬剤を見出すことは難しいようです．1つ論文があります．2018年に軽度アルツハイマー型認知症のアパシーに対してメチルフェニデートの二重盲検無作為化プラセボ対照試験の報告[10]がなされ，アパシー評価尺度臨床医版（Apathy Evaluation Scale–Clinician version：AES-C）で有意に大きな改善を示すことが明らかにされています．

アパシーに対してコリンエステラーゼ阻害薬が有効ではないかとよくいわれていますが，多数のアルツハイマー型認知症患者にコリンエステラーゼ阻害薬を使用してきた私の印象では，目に見えてアパシーが改善した患者の記憶はほとんどありません．確かに元気になってきた，活発に話をするようになってきたなどと感じる患者は少なくありませんが，本来の意味でのアパシーを示す患者にコリンエステラーゼ阻害薬が効果を期待できるかは疑問に思います．

9-5 不安症状

独居生活を継続する高齢認知症患者の中で離れて暮らす家族に夜間何回も電話を入れる，明らかな身体疾患が確認されないにも関わらずある身体症状，たとえば腹痛を訴え頻繁に救急外来を受診する患者がみられます．おそらく背景に不安症状が潜んでいるものと推測されますが，認知症患者にみられる不安症状に対する薬物療法について解説をお願いします．

かかりつけ医のためのBPSDに対応する向精神薬使用ガイドライン（第2版）の抗不安薬の項をみますと，中等度以上の認知症患者の不安症状にはベンゾジアゼピン系抗不安薬は推奨しない，と記載されています．その理由として副作用が発現しやすく，せん妄や過鎮静，運動失調，転倒，認知機能低下のリスクが高まることがあげられています．一方，初期の認知症患者の軽度の不安症状に対して有効性が報告されているが科学的根拠は不十分である，とも述べられています．総じて実臨床では認知症患者にみられる不安症状に対してベンゾジアゼピン系抗不安薬の使用は好ましくないといえるようです．またトラゾドンが不安に対しての有効性が報告されていますがその科学的根拠は不十分であるとも上記ガイドラインは述べています．

　認知症疾患 診療ガイドライン2017ではCQ3B-1 不安に有効な非薬物療法・薬物療法は何か[11]，の項目では不安症状に対するリスペリドンな

らびにオランザピン，クエチアピンの優位性や有効性，良好な忍容性について言及しています．ただしいずれも保険適用外の使用になります．

私の臨床経験では認知症患者，とくにアルツハイマー型認知症でみられる不安症状に対して，ベンゾジアゼピン系抗不安薬や抗うつ薬はあまり効果を期待できないように感じています．私は，認知症診療でみられる不安症状に対してベンゾジアゼピン系抗不安薬を処方することはまずありませんが，かかりつけ医の先生からベンゾジアゼピン系抗不安薬を処方されている患者の紹介を受けることが時折ありますが，不安症状に効果を発現している患者はほとんどいなかったと記憶しています．

■文献
1) 日本神経学会, 監,「認知症疾患診療ガイドライン」作成委員会, 編. CQ3B-6（レム期睡眠行動異常症を除く）睡眠障害に有効な非薬物療法・薬物療法は何か. 認知症疾患 診療ガイドライン 2017. 東京: 医学書院; 2017. p.86-8.
2) 平成27年度厚生労働科学研究費補助金（厚生労働科学特別研究事業）. 認知症に対するかかりつけ医の向精神薬使用の適正に関する調査研究班, 作成. かかりつけ医のためのBPSDに対応する向精神薬使用ガイドライン（第2版）. 厚生労働省. 2015.
3) 日本神経治療学会治療方針作成委員会, 編集. 標準的神経治療: 不眠・過眠と概日リズム障害. 神経治療. 2016; 33: 575-609.
4) 厚生労働科学研究・障害者対策総合研究事業「睡眠薬の適正使用及び減量・中止のための診療ガイドラインに関する研究班」および日本睡眠学会・睡眠薬使用ガイドライン作成ワーキンググループ, 編. 睡眠薬の適正な使用と休薬のための診療ガイドライン-出口を見据えた不眠医療マニュアル. 2013.
5) 日本神経学会, 監,「認知症疾患診療ガイドライン」作成委員会, 編. CQ3B-2 焦燥性興奮に有効な非薬物療法・薬物療法は何か. 認知症疾患 診療ガイドライン 2017. 東京: 医学書院; 2017. p.74-6.
6) Ballard C, Corbett A. Agitation and aggression in people with Alzheimer's disease. Curr Opin Psychiatry. 2013; 26: 252-9.
7) 日本神経学会, 監,「認知症疾患診療ガイドライン」作成委員会, 編. CQ3B-3 幻覚・妄想に有効な非薬物療法・薬物療法は何か. 認知症疾患 診療ガイドライン 2017. 東京: 医学書院; 2017. p.77-9.

8) 日本神経学会, 監,「認知症疾患診療ガイドライン」作成委員会, 編. CQ3B-7 アパシーに有効な非薬物療法・薬物療法は何か. 認知症疾患 診療 ガイドライン 2017. 東京: 医学書院; 2017. p.89-91.

9) Berman K, Brodaty H, Withall A, et al. Pharmacologic treatment of apathy in dementia. Am J Geriatr Psychiatry, 2012: 20: 104-22.

10) Padala PR, Padala KP, Lensing SY, et al. Methylphenidate for apathy in community-dwelling older veterans with mild Alzheimer's disease: a double-blind, randomized, placebo-controlled trial. Am J Psychiatry. 2018; 175: 159-68.

11) 日本神経学会, 監,「認知症疾患診療ガイドライン」作成委員会, 編. CQ3B-1 不安に有効な非薬物療法・薬物療法は何か. 認知症疾患 診療ガイドライン 2017. 東京: 医学書院; 2017. p.71-3.

■参考書籍
・松本晃明, 編著. せん妄予防のコツ　静岡がんセンターの実践. 東京: 星和書店, 2017.

第10章 行動・心理症状 BPSD の非薬物療法

10-1 妄想・幻覚

中舘先生: では,まず妄想に対する非薬物療法について解説をお願いします.

海老手先生: このような患者がみられます.

> **事例　妄想が活発な 85 歳,男性,アルツハイマー型認知症**
>
> もの忘れ外来受診の 1 カ月前からよく寝るようになってきました.その頃から妄想が出現し,「死亡した実兄の土地を兄嫁が転売しようとしている.向いの家が勝手に自分の土地に住み込んでいる.ドバイで 10 万円を投資したが 1 兆 2000 億円ほど儲かった.そのお金で 80 日間の世界一周旅行に行こうとしたら旅行会社の社員に 500 万円の賄賂を要求されている」と診察室で活発な妄想を訴えます.

　患者の訴えは事実と大きく離れ明らかに妄想状態と判断できます.この患者は,このような話を診察室で展開するのですがしばらくすると納得するのか落ち着いて帰宅してくれます.この妄想だけでは周囲に多大な迷惑をかけることにはならないので家族が少しの時間我慢して傾聴してあげれば問題を生じることはありません.妄想に対しては原則,肯定的な態度で傾聴することが求められるのです.

加賀利先生: 妄想に対して否定をせず肯定的な態度を示しながら傾聴する,共感する姿勢が大切であると一般的にはいわれていますし認知症介護に関する書籍のほとんどでもそのように記載されています.私も原則としてはそうだろうと考えていますが,実臨床ではそのような対応だけで必ずしも

第 10 章 ●行動・心理症状 BPSD の非薬物療法

解決できるわけではありませんし，むしろ事態を余計悪い方向に向けてしまう場合があるかもしれません．たとえば，夫が浮気をしているあるいは隣家の人間が自宅に侵入し金銭を盗んでいくなどの訴えがみられるとき，否定をせずに肯定的な受け答えをしたら，その後，どのような事態に進展するでしょうか．否定をしないことから夫はやはり浮気をしていると患者がより確信を持つことにならないでしょうか．隣人が金銭を盗んでいるとの妄想を否定するあるいはそのような事実はないと言わないと隣人が犯人であると思い込んで警察に通報したり隣家に怒鳴り込んだりする事態になる危険性があるでしょう．私は，否定すべき妄想に対して言いかたは別にしても否定をしたほうがよいと思っています．

　物盗られ妄想の背景には記憶障害以外に独居生活による孤独感や不安感，自身の役割の喪失に対する辛さや悲しさ，認知症患者にみられる他罰的思考（自分のせいではなく他人が何かをしたとの思い，気持ちのベクトルが他人に向く傾向）など多くの要因が想定されます．私の経験から，独居女性患者ではひとりで暮らしていることへの不安や恐怖から物盗られ妄想をしばしば訴えることが少なくありません．その場合，家族との同居開始や適切な介護施設への入所によって物盗られ妄想が軽減することをしばしば経験します．安心できる環境整備によって患者の不安や恐怖が軽減しその結果として物盗られ妄想を訴えなくなることをよく経験します．もちろん家族との同居や入所によっても物盗られ妄想が軽減しない患者もみられます．そのような事例では，不安や恐怖が原因で物盗られ妄想を起こしていたわけではないことになります．

　物盗られ妄想の犯人とされる家族と患者とを物理的に分離する方法は確かによい対策だと思いますが，実臨床ではなかなか物理的分離を図れない事例も少なくありません．分離目的でショートステイを利用するよう指導することもあります．患者がそれを受け入れてくれる場合には問題はないのですが利用を頑強に拒否するときには対応に苦慮することになります．私の経験した事例では，嫁が物盗られ妄想の犯人とされるのですが自営業で嫁が店先で接客をしている間中，客の前で患者が嫁を罵倒していたのです．物理的分離どころではなく嫁の苦痛は相当だったと思います．

患者が金銭管理をできなくなり訪問販売や通信販売で高価な商品を購入してしまうことから，家族が通帳を預かった結果として息子や嫁が通帳を盗んだと訴える事例も少なくありません．患者に丁寧に事情を説明し患者もその時点では納得して通帳を息子や娘に預けたのにそのことを忘れてしまい盗られたと主張するのです．この場合にも対応に苦慮するかと思います．なかなかよい対策を講じることができないのが実情です．

幻覚に対する非薬物療法はどうでしょうか．

幻覚に関してはレビー小体型認知症でみられることが圧倒的に多く，幻覚に対する非薬物療法については第5章レビー小体型認知症の非薬物療法（p.78），を参照してもらいたいと思います．アルツハイマー型認知症でみられる幻覚に対する非薬物療法もレビー小体型認知症の場合と原則的には異なることはないと思いますが，アルツハイマー型認知症では認知症が中等度から高度に進展した病期に出現してくることからその対応はより困難になるかと思います．

10-2　無断外出・徘徊・迷子

認知症介護を進める上で無断外出や徘徊，迷子も介護家族を悩ませる大きな問題かと思います．海老手先生，これらの病態について簡単な解説をお願いします．

認知症と診断した患者の家族から「徘徊が出たら困ります．いつ頃から徘徊は出るのでしょうか」としばしば尋ねられるのですが，徘徊の出現は家族にとって心配の種になっているようです．徘徊と一口で述べますが，その意味する病態は多彩です 図10-1．自宅や介護施設から無断で出て行こうとする，外出して行方不明になる，介護施設で他利用者の部屋に侵入するなども広義の徘徊とも考えられます．以前私は，アルツハイマー型認知

第 10 章 ●行動・心理症状 BPSD の非薬物療法

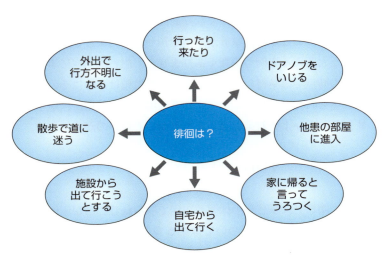

図 10-1 臨床の現場では徘徊の意味するものは多様

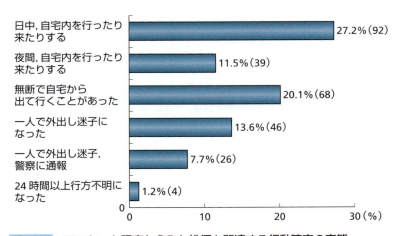

図 10-2 アンケート調査からみた徘徊と関連する行動障害の実態
（八千代病院　愛知県認知症疾患医療センター　n = 338）

症 338 名の介護家族に徘徊ならびにそれに関連する行動障害についてアンケート調査を施行したことがあります．その結果を 図 10-2 に示します．徘徊と迷子は厳密な意味では病態は異なるかと思いますが，ひとりで外出

し迷子になった患者が 13.6％，さらに警察に通報し捜索を依頼した患者が 7.7％に及んでいました．また，338 名のなかで 4 名は 24 時間以上にわたり行方不明の状態になっていました．8 名にひとりは徘徊から迷子となっており徘徊あるいは迷子は認知症介護でしばしばみられる行動障害であると再認識したわけです．

やや古い文献ですが地域住民を対象とした徘徊についての報告[1]を紹介します．その結論としては，①在宅認知症患者 638 名中 111 名（17.4％）に過去 2 週以内で徘徊が認められた，②血管性認知症あるいはその他の認知症よりもアルツハイマー型認知症で徘徊の出現頻度が有意に高い，③アルツハイマー型認知症では，認知症の重症度に比例して徘徊の頻度が有意に増加する，④中等度から高度のうつ，幻覚・妄想，睡眠障害が徘徊患者では有意に高い，⑤睡眠障害が徘徊の出現に最も関連性が高かった，⑥抗精神病薬の使用が徘徊に関係していた，との結論になっていました．

徘徊によって患者は被害者にあるいは加害者にもなりうるわけです 表 10-1．被害者としては，身体的障害（脱水や凍死，溺死など）や偶発的事故（交通事故や転落など），盗難にあう，他者から暴行を受けるなどが想定されます．そしてなによりも精神的不安や戸惑いなどの精神的ダメージが大きいと思います．一方，加害者になる場合として，頻度は少ないと思われますが無銭飲食や窃盗，不法侵入，交通事故の加害者となる，

表 10-1　徘徊は患者を被害者あるいは加害者にする

患者が被害者になる場合	患者が加害者になる場合
● 精神的不安　恐怖感，戸惑い	◆ 無銭飲食や窃盗
● 身体的障害（脱水，低体温，餓死，凍死，溺死）	◆ 禁止されている地域への不法侵入（人家や空港）
● 偶発的事故（交通事故，転落事故，鉄道事故など）	◆ 交通事故を起こす（とくに人身事故）
● 所持品や金銭を盗まれる	◆ 他者への暴行・傷害
● 他者から暴行を受ける	

他者への暴行・傷害などが想定されます．

加賀利先生，実臨床において徘徊の原因としてどういうことが考えられているのでしょうか．

徘徊への対策を講じる際に重要なことは，なぜ徘徊を生じているのか，徘徊を起こす要因を検討し同定することです．表10-2に徘徊を生じる主な要因を示しました．

①患者にとって何らかの目的（たとえばコンビニに牛乳を買いに出かけた）で外出したのですが記憶障害や見当識障害のために，どこになにしに行ったのかを後に説明することができないことから徘徊をしたと判断されてしまう場合があるでしょう．中核症状に由来するものと考えられます．

②不安や不穏などが背景に存在することで自宅や施設にいられずに出て行こうとすることもあります．たとえば，妻が買い物に出かけたのを理解できず，自分ひとりが自宅に取り残されたのではないかと不安になり妻を探しに出かけた結果として徘徊となる場合です．また，施設などにい

表 10-2　徘徊を生じる主な要因

- 何らかの目的をもって外出したけれども結果として徘徊と判断される．
    - 記憶障害や見当識障害が主因となる．
- 不安や不穏などが背景に存在し結果として徘徊を生じる．
    - 中核症状に由来しない，認知症の重症度と相関しない．
- 病前の職業などの模倣行為，安心を与えてくれる人や場所を求める行動の結果として徘徊と判断される．
- 脱抑制や多動，過剰行動が原因となる行動障害．
    - 前頭葉機能障害の関与が想定される．
- 向精神薬の副作用
    - アカシジア (着座不能) などでじっとしていられない．
- 原因の同定をできない，徘徊の機序がわからない．

るときに見知らぬ場所にいたくない，自宅に帰りたいとの思いから出て行こうとすることもあるかと思います．
③病前の職業などの模倣行為，安心を与えてくれる人や場所を求める行動の結果として徘徊と判断されてしまう患者もみられます．
④脱抑制や多動，過剰行動などが原因となる場合もあります．前頭葉障害に基づくものであり，前頭側頭型認知症でみられる周徘や前頭葉型アルツハイマー型認知症にみられる徘徊の原因となるものです．
⑤向精神薬による副作用の可能性も常に考えなければならない要因のひとつです．アカシジア（着座不能）で着座ができない，じっとしていられない結果としてうろうろする，徘徊に結びつく場合もあります．服薬歴を確認することが重要です．
⑥徘徊の原因を同定できない，徘徊の機序を説明できない患者もしばしばみられます．おそらくなんらかの原因があるのだろうと思うのですがそれを周囲の人々が正確に汲み取ることができないのです．

加賀利先生，徘徊を呈した事例をご紹介頂きながら徘徊への対策を教えてください．

以下に私が経験した事例を呈示しながらその対策を考えてみたいと思います．

> **事例** **74歳，女性，アルツハイマー型認知症**
>
> 昼過ぎに車を運転し外出しましたが，その日に帰宅しませんでした．3日後，20km離れた山中で脱輪している車の中で発見され警察に通報されています．患者はそのときの状況を全く説明できず，発見後に救急車で病院に行ったことだけを繰り返し述べていました．家族の話では，おそらく外出した日に山に迷い込んで脱輪し，そこで野宿をしていたのではないかとのことでした．二世帯住宅の2階で生活をしている息子夫婦は，このエピソードがみられるまで全く患者に奇異な感じはなかったと述べていました．初診時のMMSEは

第 10 章 ●行動・心理症状 BPSD の非薬物療法

8 点，HDS-R は 6 点，ADAS-J cog. は 33 点を示し高度アルツハイマー型認知症と診断しました．

本事例では，同居する家族が患者の迷子を契機に認知症の存在に初めて気づいています．おそらく認知症が進み記憶障害や見当識障害によって迷子になったのだろうと推測されます．つまり偶発的な要因によって徘徊，迷子になった可能性が考えられます．このように比較的単純な要因によって生じた徘徊や迷子は見守りの頻度や時間を増やすことで再発予防を講じることが可能といえます．本事例も息子夫婦が見守りをきちんとすることでその後の徘徊はみられていません．

事例　69 歳，女性，アルツハイマー型認知症

64 歳頃からもの忘れ症状や易怒性，攻撃性がみられています．アルツハイマー型認知症と診断された 1 年半後から夫の留守中に電車に乗ってしまい無賃乗車で何回も捕まっています．乗車する駅が無人なので切符を買わないで乗ることが可能とのことでした．行き先は患者が生まれ育った土地なのです．患者は診察室でどうしたらよいかわからないと言って泣き出してしまいました．

本事例では，徘徊の背景として不安症状が潜んでおり，安心できる場所（生まれ育った懐かしい実家）を求めた結果としての徘徊ではないかと推測されます．このような場合には不安症状への対策をどれだけ講じることができるかが課題になるのです．夫は息子 2 人とともに個人事務所を経営していたので患者をその仕事場に連れて行き 3 人で見守りをするように伝えました．患者が安心できる環境整備を含めた心理的なアプローチが徘徊予防のかぎになるといえます．

事例　75 歳，男性，病型判断が困難な認知症

73 歳まで会社で働いていましたが，退職した頃からもの忘れと易怒性，興奮が目立ってきました．診察室で待っていられず何回も診察の時間を尋ねて

きます．自分の家の位置がわからない．夕方になると散歩に出かけるのです
が迷子になることが多いとのことです．暗くなると方向がわからないらしい．
他人に迷惑をかけることはありません．

　本事例では，前頭側頭型認知症なのかアルツハイマー型認知症なのかの鑑
別に苦慮した事例です．脳 SPECT 検査では前頭葉で血流低下がみられること
から前者の可能性が考えられますが前頭葉型アルツハイマー型認知症も否定
できないのです．病因は別にしても器質的障害による前頭葉機能の低下が推
定されることから非薬物療法では対応は困難ではないかと考えられます．

　表 10-3 に考えられる徘徊の予防ならびに徘徊を生じた後の対策につい
て示しました．まず，比較的単純な徘徊なのか，あるいはいくつかの要因
が積み重なっている複雑な徘徊なのかを可能な限り見極めることが重要だ
と思います．前述の 74 歳の女性のようにたまたま運転をしていて迷子に
なる場合にはひとりで運転をさせない（もちろん認知症と診断された後で

表 10-3　徘徊への対策と予防

- 比較的単純な徘徊か複雑要因で生じる徘徊かを区分けする．
  - 比較的単純な徘徊は再発しにくい，対策を講じやすい．
  - 複雑要因の徘徊は再発しやすい，対策を講じにくいことが多い．
- 徘徊予防の対策は，見守りの質と量を増やすこと．
  - 患者ひとりだけでの外出を避ける，家族が一緒に出かける．
  - 患者が家族との同行を嫌がる場合，家族が少し離れて歩き，患者の様子をみながら帰宅を促す（優しく伝えることが大切）．
  - 日中患者をひとりにさせない工夫，たとえば，毎日デイサービスを利用する．
  - 名札を衣服や持ち物につける（患者にわからないようにすることが大切）．
  - 玄関などの開閉に際してブザーや警告音が鳴る装置を設置する．
  - GPS を利用した携帯・パソコンによる探索システムを利用する，位置情報の提供や現場での身柄確保などが可能になる．
  - 最終的には家中を施錠して出て行けないようにする場合も少なくない．
- 生じた徘徊には人海戦術しかない．
  - 見守りネットワークなどを利用して探してもらう，警察に捜索を依頼する．

は運転は禁止になることは当然です），見守りを強化するなどの対策を講じることで再発はしにくいかと思われます．一方，不安や不穏が強いあるいは徘徊を含む認知症に対する家族の理解が乏しい（たとえば，始終妻が患者の行動や言動を注意することで患者が嫌気をさしている），さらに前頭葉機能低下が疑われる事例では，徘徊が再発しやすく対策を講じにくいかもしれないですね．徘徊予防の最大の対策は見守りの質と量を増やすことだと思います．患者をひとりにさせない工夫をすることが重要です．私の外来でアルツハイマー型認知症と診断し10年以上の罹病歴のある70歳の女性ですが，無断外出から迷子になったエピソードがあります．介護している夫は，自分が入浴する際に近くに住んでいる息子あるいはその嫁を自宅に呼んで患者の見守りをする工夫をしています．別の患者ではGPS内蔵の靴を購入して徘徊の対策を講じていたのですがある日別の靴を履いて外出し1日行方不明になったことがあります．妻にはGPS内蔵の靴以外は靴箱に入れておかないように指導しました．

　見守りの目を増やすことが重要といっても365日24時間患者を見守ることは不可能です．私の患者で夫が歯磨きをしている数分の間に家から出て行き半日程行方がわからなくなった女性患者がみられました．90歳近い夫は毎日懸命に妻の介護をしているのですがわずかの隙に徘徊，迷子になってしまうのです．無断外出からの徘徊，迷子を完全に予防することはなかなか難しいと言わざるを得ません．決してよいとは思っていませんが介護している配偶者が外出する際に家中の鍵をかけさらに窓にも外から板付をして患者が外に出られないようにしている事例をみたことがあります．

10-3　性的逸脱行為

認知症診療あるいは介護でなかなか表面に出にくい行動・心理症状BPSDとして性的逸脱行為があるかと思います．

まず性的逸脱行為といってもその意味する内容は多様です．私は，大きく2つに分けて考えるようにしています．1つは，患者本人が周囲の人々，それは家族であり看護・介護スタッフなどに対して許可なく性的行為や身体的接触を行おうとする場合です．2つ目は患者同士が性的行為を目的とする行動を行うあるいは行おうとする場合です．後者は，介護施設内で生じることがほとんどだと思いますが頻度としてはそれほど多くはないように感じています（私は数例経験しています）．本人同士の感情や思いの問題もあり一概に悪いことであると決めつけることはできないのですが，問題は集団生活をしている施設内での出来事であるということでしょうか．ここで問題としたいのは前者の性的逸脱行為です．

表 10-4，表 10-5 に私が相談を受けた家庭内ならびに入院・入所患者にみられた性的逸脱行為をまとめてみました．家庭内における性的逸脱行為の多くは配偶者に対するものであり，ほとんどは男性患者が妻に対して性的行為を強要するので妻が困っている場合であろうと思います．以前は同居している嫁に対する男性患者の性的逸脱行為もよく相談を受けたのですが最近はあまり経験をすることがなくなりました．

　妻に対して性的行為を強要する場合，当然妻はそれに対して拒否する気持ちがあることから相談事になるのだと思いますが，非薬物療法としてはなかなか有効な対策を立てにくいといえます．なぜならば，妻の拒否で患者が引き下がるならば医師への相談にはならないのですが，拒否すること

表 10-4 認知症患者にみられる家庭内での性的逸脱行為

- 配偶者に性的行為を強要する
- 嫁や女性の孫が入浴しているのを覗く
- 同居する女性家族の下着を触る，隠す，身につける
- 配偶者の布団に入り性器を触る
- 介護する嫁の体を触る，性的行為を求める
- 裸になって性器を家族にみせる
- 家族に見えるように自慰行為を行う
- 女性の訪問ヘルパーや看護師に性的関係を迫る

第 10 章 ●行動・心理症状 BPSD の非薬物療法

表 10-5 入院・入所認知症患者にみられる性的逸脱行為

- 看護・介護スタッフの身体を触る　掴む
- スタッフに抱きついてくる
- スタッフに卑猥な言動を投げかける
- 病棟・病室で裸になる，下半身を露出する
- 自分の性器を触る，いじる，自慰行為を行う
- 看護の際に特定のスタッフを指名する
- 放尿行為がみられる

で妻への暴言や暴力行為に波及することが多いからです．診察室での対応としては，一般的な言いかたで「奥さんの嫌がることはなるべくしないようにすることが大切ですよね」などと性的逸脱行為に関してはぼかして注意をすることくらいしかできないのではないでしょうか．

表 10-6 に性的逸脱行為への対策を示しました．理屈としては表に記載

表 10-6 性的逸脱行為への対策の実際

- 深刻でないあるいは卑猥な言葉を述べるだけならば，冷静な対応を行うよう家族に伝える．「また，そんなおいたはいけませんよ」などと言ってその場から離れるようにする．
- 実際の行動にまで及ぶ際には対応はなかなかむつかしい．患者と性的対象になっている家族を物理的に離す（別居する，施設に入所させるなど）のが有効な方法かもしれないが実現性に乏しいことが多い．
- 患者が意見を聞き入れる可能性のある家族が，患者にやんわりと注意するよう指導する．注意によってしばらくはそのような行為がみられなくなる可能性がある．また，女性家族も性的逸脱行為を受けたときには毅然とした態度で拒否することが大切である．
- 患者が風呂場を覗く行為に対しては，患者が寝入った後に女性家族が入浴する，あるいは女性家族が入浴しているときに他の家族が患者と談話をする時間をもち，覗けないように工夫をするとよい．
- 性的興味を抱かせる物を患者の目に触れないようにする．たとえば，女性家族の下着を干す場所を考慮する，性に関して興味本位に書かれた雑誌などを机の上などに置いておかないなどの配慮が必要．
- デイサービスやショートステイなど多くの利用者のいる施設で性的逸脱行為がみられると相談を受けることがある．施設側が患者の示す行動障害を受け入れてくれるならばよいが，そうでない場合には一時的に利用を中断せざる得ないことも多い．

した対応が望まれるのですが実臨床ではなかなか有効な手立てを講じにくいと思います．特に介護施設で性的逸脱行為がみられますと，利用を拒否されたり入所の場合には退所を余儀なくされたりすることになるかと思います．

妻に対する性行為の強要に対して有効な非薬物療法が乏しいとすると薬物療法で行動を抑える方法はあるのでしょうか．

かかりつけ医のための BPSD に対応する向精神薬使用ガイドライン（第2版）では，性的脱抑制に抗精神病薬の使用を考慮するが科学的根拠は不十分である，と記載されています．性的逸脱行為に使用する薬剤としては抗精神病薬になるかと思います．

> **事例** **81歳，男性，アルツハイマー型認知症**
>
> 患者は独居で娘に連れられ受診してきました．X-2 年前にもの忘れがみられ総合病院でアルツハイマー型認知症と診断され抗認知症薬が処方されたのですが服薬しませんでした．X 年 3 月妻の死亡以降，腹痛の訴えが頻繁で救急病院を何回も受診しますが検査で異常はみられませんでした．現在，あんか使用による低温火傷（本人は火傷を否定）や物盗られ妄想，夜中の 3 時に入浴する，食事をしないことが多い，金銭管理ができない，火の不始末が多い，易怒性などの困った症状が数多くみられています．子供は 5 人いるのですが誰も面倒をみようとしません．過去に訪問ヘルパーの利用を開始したことがあるのですがそのヘルパーとけんかになり現在は利用していません．初診時の MMSE は 15 点でした．独居生活の継続は困難だろうと判断し介護施設に入所させたのですが，女性入所者を自室に連れ込んで関係をもとうとしたり女性スタッフの胸を触ったりする行動がみられるので退所させられました．その後も自宅で女性宅配業者に抱きついたりする行動がみられることから鎮静効果を期待してリスペリドン（リスパダール®）1mg 夕食後の服薬を開始しました．効果に乏しいことから 2mg，さらに 3mg に増加したところ性的

第 10 章 ●行動・心理症状 BPSD の非薬物療法

逸脱行為は軽減してきたのですが，自分から動かない，流涎がみられてきたのでリスペリドンを中止しました．リスペリドンの微調整を図りながら上手に使用していたら性的逸脱行為をコントロールができたかもしれない事例です．

> **事例** **78 歳，男性，アルツハイマー型認知症**
>
> 74 歳時にアルツハイマー型認知症と診断され抗認知症薬が開始されています．78 歳時，妻への性的要求をする言動が出現し始めました．妻が毎回拒否したことから妻が浮気をしていると疑い始めるようになりました．この 2 カ月は寝ている妻を起こし浮気を責め立て暴力行為にも及びます．妻は怯えて寝室に鍵をつけたところ，怒り出して包丁を持ち出してきました．夜間寝ず昼夜逆転傾向になっています．診察室では診察に協力的でおとなしい様子で自分はどこも悪くはないし困ったこともないと述べていました．糖尿病があるのでリスペリドン（リスパダール®）1mg 夕食後とフルニトラゼパム（サイレース®）2mg 就寝前の処方を開始しました．2 週後，服薬 2 日目から口数が少なくなり体がだるいと訴えたのでフルニトラゼパムを半錠にしているとのことでした．リスペリドンも半錠に減らすよう指示し，2 週後には性的要求や暴力行為は消失していましたがやや過鎮静になっていました．リスペリドンの中止を家族に指示したのですが，家族は症状の再燃を恐れて納得しませんでした．その後，発熱が出てきたときにリスペリドンを中止したところ，性的言動が再燃したことから家族は 3 日に 1 回リスペリドン 1mg の服薬を継続しています（睡眠薬は止めているとのことでした）．家族によると，この服薬で今は最も良い状態であり，冗談も言うし動きもよくなっているとのことでした．

性的逸脱行為に対する有効で確実に効果を示す薬物療法はないといえますが，そのなかでリスペリドンによる鎮静効果が性的逸脱行為を軽減できる可能性があるかもしれません．どうしても薬物療法を援用しなければな

らないときには処方手順を慎重に考えながらリスペリドンを試みてもよいかと思います．使用するならば短期間に限定し，たとえば約 1 カ月間の経過をみながら，効果が乏しい，効果よりも不都合な状態が出現してきているのではないかと感じるときには早めに中止をするようにしたいものです．

10-4 万引き行為

万引き行為は，前頭側頭型認知症の症状としてしばしば記載されていますが，アルツハイマー型認知症では少ないように感じています．認知症患者にみられる万引き行為について解説をお願いします．

図 10-3 は，法務省から出ている令和元年版 犯罪白書[2]から 2018 年（平成 30 年）における高齢者の刑法犯検挙人員の罪名別構成比を示したもの

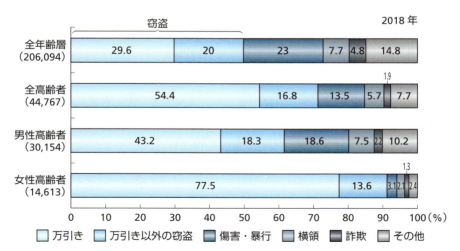

図 10-3 刑法犯　高齢者の検挙人員の罪名別構成比
（法務省のホームページ: 令和元年版 犯罪白書 第 4 編 平成における各種犯罪の動向と各種犯罪者の処遇 第 8 章 高齢者犯罪 4-8-1-3 図から改変して作成）

第 10 章 ●行動・心理症状 BPSD の非薬物療法

です．全年齢層でみますと万引きを含む窃盗が全体の半数を占めているのがわかります．65 歳以上の全高齢者では万引きの占める割合が 54.4％に及び 65 歳以上で検挙される半数は万引き行為によるものとなっています．高齢者を性別でみますと，女性では万引きの割合が男性よりも高く77.5％を占めています．つまり女性が検挙される刑法の罪名は圧倒的に窃盗（万引き＋万引き以外の窃盗）になっているのです．一方，男性は女性と比べて傷害・暴行の割合が高く 18.6％になっています．

　認知症患者に限定した統計はないのでここでは認知症の有無にかかわらず高齢者にみられる窃盗（含万引き行為）について解説をしていきます．高齢者による窃盗は，空き巣などよりも万引き行為や置き引きなどの軽微な非侵入窃盗が多いといわれています．ここでは平成 30 年版 犯罪白書～進む高齢化と犯罪～[3] を基に高齢者の万引き行為について考えてみます．第 7 編進む高齢化と犯罪 第 4 章高齢犯罪者による各種犯罪，にて窃盗が扱われています．この記述は 2011 年 6 月に全国の裁判所で窃盗罪にて有罪の裁判が確定した事件を対象とした特別調査の結果ですが，以下にその内容を箇条書きにします．

①調査対象者は 2,421 人で犯行時の年齢が 65 歳以上の者（高齢群）は354 名（14.6％），65 歳未満の者（非高齢群）は 2,067 名（85.4％）です．主たる犯行手口は高齢群では 85.0％が万引きであり，その割合は非高齢群の 52.4％と比べて顕著に高いことがわかっています．

②万引き事犯者の特徴として，高齢群では女性の割合が 42.2％であり非高齢群の 29.0％に比して高い．就労状況では高齢群では無職者が74.4％，主婦・家事従事が 15.6％であり就労している者は 10％にすぎませんでした．身体状況では，高齢群では疾患のない者が 76.1％，身体疾患のみをもつ者が 20.9％，精神疾患のある者はわずか 3.0％に過ぎず非高齢群の 16.8％に比べて低いことがわかります．この統計から高齢認知症患者が万引き行為を犯す割合はそんなに高くはない，むしろまれではないかと著者は推測しています．

③窃取物品の金額では高齢群では 3,000 円未満が 73.6％，1,000 円未満

154
498-32858

40.3％であり，非高齢群の48.0％，23.4％に比して被害額はいずれも少額となっています．

④窃取物品では，高齢群では食料品類が69.7％と大半を占めており非高齢群の39.1％に比して高いことがわかります．酒類は両群いずれも10％弱でした．

⑤検挙時の所持金額をみますと高齢群では5,000円以上が48.7％，1,000円以上5,000円未満24.3％，1,000円未満17.6％，所持金なし9.4％であり，非高齢群でのそれぞれ41.8％，17.4％，23.6％，17.3％に比べて所持金は多い傾向が観察されます．

⑥万引きに至った動機をみると，高齢群男女いずれも節約と自己使用・費消目的（空腹を満たすためと換金目的，収集目的以外の自己使用あるいは費消）が半数以上を占めています．生活困窮による万引きは，高齢男性群は4名にひとりですが高齢女性群では15.7％に過ぎませんでした 図 10-4．

⑦犯行時の収入額（月収）では，高齢群では非高齢群に比して収入無しの割合は低く，5万円から15万円の収入がある者は全体の約6割を占め，

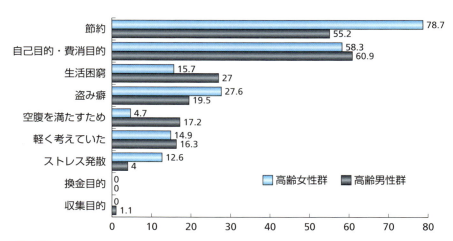

図 10-4　万引き事犯者の背景（動機など，高齢男女別）
（法務省法務総合研究所のホームページ：平成30年版　犯罪白書　第7編　進む高齢化と犯罪　第4章　高齢犯罪者による各種犯罪　第1節　7-4-1-6図から改変して作成）

非高齢群の2倍の割合でした.

　以上の報告をまとめると，高齢者が刑法犯として検挙される罪名では窃盗が多くその中で万引きが多数を占める，65歳以上の高齢者で万引きを犯す者は，無職あるいは主婦・家事従事がほとんどで精神疾患をもつ者はまれ，万引きに伴う被害金額は少額，万引きをする物品は食料品類が大半，犯行時にほとんどの者はある程度の所持金を持っている，万引きの動機としては節約と自己使用が多い，犯行時それなりに収入を得ている者が多い，のが特徴といえます.

高齢者，特に認知症患者の万引きに関しての実証的あるいは臨床的な研究，報告はあるのでしょうか.

少なくとも認知症患者に特化した万引きに関する研究はないようです．高齢者の窃盗に関する報告も少ない中で，東京都が2016年に万引き被疑者を対象に実態調査[4]を行っています．この報告から高齢者の万引き行為の実態を考えていきます．
　この実態調査の結果をまとめますと 表10-7 ,

①万引き行為を行う者は年齢に関係なくそうでない一般高齢者に比して認知機能の低下が疑われる割合が高い．一方で老化に伴う認知機能の低下（もの忘れおよび知的能動性の弱まり）は万引きのリスクと必ずしも統計的に有意な関連が見出せないとの意見もみられています．
②高齢の万引き被疑者は他者との関係性が希薄で独居，近所付き合いがない，終日誰とも話をしない割合が高い．つまり単身が多く，社会と断絶あるいは希薄化した人間関係が背景に存在していることになります．逆に述べますと近所付き合いが活発で友人や知人らのサポートが存在すると万引きのリスクが低くなる可能性が想定されます．
③暮らし向きの苦しさ，光熱水費の支払いの大変さに関する意識と万引きリスクの高さに関連性が見出されます．

表 10-7　万引き被疑者群の特徴

- 被疑者群では，他者との交流が少ないだけではなく，支援を期待できる人の存在も少ない．
- 他者と交流する機会の少ない人は，自分自身の暮らしぶりが苦しく，比較的低い層であると感じている．
- 高齢（65 歳以上）被疑者群では，同年齢に比して高齢化に対する不安が高い．
- 一般群（65 歳以上の地域住民）と被疑者群の間で規範意識に大きな差はみられない．つまり被疑者群で規範意識が低いとはいえない．
- 高齢（65 歳以上）被疑者群では，「出来心でしてしまった」「気がついたら万引きをしていた」と答える者が多い．
- 捕まるリスクや捕まることを意識せずに万引きを行っている者が多い可能性が指摘される．
- 被疑者群では，今後周囲との交流を増やしたい，適度な運動をしたいと考えている者が多い．生活立て直しのきっかけになる鍵かもしれない．

(万引きに関する有識者研究会．高齢者による万引きに関する報告書—高齢者の万引きの実態と要因を探る—．平成 29 年 3 月から抜粋し作成)

④高齢の万引き被疑者の特徴として「人生不幸群」と「他に転嫁群」に大別されます．前者は，客観的には生活困窮がみられないにも関わらず自己の暮らしぶりへの評価が低く，原因は自分にあると思いながらも万引き行動につながる 1 群です．一方，後者は，自己の生活レベルに対する評価や規範意識は低くはないのですが，万引きを起こさせる店舗や社会が悪いあるいは社会は不平等であると考え万引きの責任を他に転嫁したり自己正当化したりする 1 群です．この群では万引きが引き起こす結果を甘く考えがちの傾向にあると指摘されています．

万引き行為の予防あるいは対策にはどのようなものがありますか．

先ほどの「高齢者による万引きに関する報告書—高齢者の万引きの実態と要因を探る—」の内容を基に万引き行為の対策あるいは予防について考えていきます．

①高齢者の万引き行為の成立には，犯罪環境学的な視点から「動機を持った犯罪者」と「ちょうどよい標的」「役に立つ監視者の不在」の 3 要件

があるそうです．
② 「動機を持った犯罪者」として高齢者の万引きでは，やってはいけない，行ってはならないとの規範意識が希薄化し自己の万引き行為を正当化する心理機制が働くようです．実際には生活に困窮しているわけではなくその場でしかるべき所持金もあるのに万引き行為に走るわけです．捕まらないだろう，これくらいは許されるだろうとの気持ちから行動化することになります．
③ 「ちょうどよい標的」として大型小売店，スーパーマーケットは都合の良い環境に該当します．魅力のある商品がたくさん展示されており実際に買い手が手に持って商品を選べる仕組みは「ちょうどよい標的」に当てはまります．
④ 「役に立つ監視者の不在」としてスーパーマーケットはうってつけです．自分の身長よりも高い商品の陳列棚や死角の多さはまさに監視者がいない状況になっています．
⑤ 以上の視点から即効性のある対策は「役に立つ監視者の不在」の解消になるそうです．具体的な対策として従業員による声かけが効果的であると述べられています（報告書では「役に立つ監視者の顕在化」と記述されています）．監視カメラもその要因を満たすかと思いますが万引き行為を起こす高齢者は監視カメラの存在をあまり気にしていないとのデータもあるようです．
⑥ 中長期的な政策として，三世代家族・親族関係の絆構築や近隣社会での新たな人間関係の構築なども提唱されていますが，現在のわが国でみられる少子高齢化や都市生活，生活意識の変化などの状況を考えますと現実的にはなかなか実現が難しいように感じます．

最近，以下の事例を経験しました．

> **事例　83歳，女性，アルツハイマー型認知症**
> 　娘からの病歴では，「はっきりしないが2年前からおかしいと感じていました．下肢の痛みの訴えが尋常ではなく子どもが駄々をこねるような態度を

示していました．昨年夏にスーパーマーケットで食料品の万引きをしてしまい 2 回目の犯行だったので警察に通報されたのです．深夜に起き出してゴミをまとめて出したり間食をしたりするのです．自宅内の改修工事を勝手にやり始め大金を使うので困っています．以前はおとなしい性格だったが現在は易怒性がひどい．入浴したがらない」とのことでした．神経心理検査ではMMSE は 13 点，HDS-R は 9 点でした．中等度からやや高度に進展したアルツハイマー型認知症と診断し，家族に今後また万引き行為を起こした際には警察にかなり進んでいるアルツハイマー型認知症であることを伝えること，最寄りのスーパーマーケットなどにも事情を説明しておくこと，日中ひとりにさせないためにデイサービスなどを積極的に利用することを指導しました．

認知症と診断され責任能力がないと判断されますと心神喪失として刑事上の責任を原則問われることはありません（刑法第 39 条 1 項）．責任能力が著しく低下をしていると判断されますと心神耗弱として減刑になります（刑法第 39 条 2 項）．

万引き行為に対する薬物療法は期待できないと思いますが認知症患者にみられる万引き行為に対して薬物療法を援用した事例はありますか？

万引き行為に対して薬物療法を導入した患者が 1 名だけいます．以下で紹介します．

事例　万引き行為にクエチアピンが有効であった 73 歳，女性

特別養護老人ホームに入所していますが他の入所者のお菓子やコーヒー，金銭を盗ってしまうことがしばしばみられています．頻度ははっきりしませんが他利用者の居室に入り窃盗行為を繰り返していたようです．体の不調を訴え何回も病院を受診しますが異常はないと言われています．本人は他人からわあわあと言われるとイライラすると述べていました．また，自分は実母

に捨てられた，結婚と離婚を何回もしているとの妄想も活発でした．あると
き外出先で万引き行為にて警察に捕まったことから施設から対策を求められ
ました．万引き行為に対して効果のある薬剤はないと伝えたのですが介護施
設から強硬になんとか薬を出してくれと言われクエチアピン（セロクエル®）
50mg 就寝前の服薬を開始しました．2カ月後には万引き行為や施設内での
窃盗行為は全くなくなったそうです．患者本人は服薬によって焦燥感や衝動
的な気持ちがなくなったと述べていることから，これらが消失したことで万
引き行為に走らなくなったのだと推測されます．

■文献
1) Klein DA. Wandering behaviour in community-residing persons with dementia. Int J Geriat Psychiatry. 1999; 14: 272-9.
2) 法務省ホームページ. 令和元年版 犯罪白書—平成の刑事政策—.
3) 法務省ホームページ. 平成 30 年版 犯罪白書〜進む高齢化と犯罪〜.
4) 万引きに関する有識者研究会. 高齢者による万引きに関する報告書—高齢者の万引きの実態と要因を探る—. 平成 29 年 3 月.

■参考書籍
・越智啓太, 編著. 高齢者の犯罪心理学. 東京; 誠信書房; 2018.

第11章　合併身体症状に対する薬物療法

11-1　てんかん・けいれん発作

中舘先生： 認知症，特にアルツハイマー型認知症が高度に進展した状態では全身性のけいれん発作をきたす場合があることはよく知られています．認知症にてんかんあるいはけいれん発作を合併したときの治療について考えてみたいと思います．

海老手先生： 認知症とてんかんを考える場合，2つの病態に分けて考えるのが実際的かと思います．まず，認知症が高度に進展した病期にみられる全般てんかん発作です．もう1つは，認知症と類似した病態を示すことからその鑑別が求められる側頭葉てんかんについてです．後者に関してはアルツハイマー型認知症の初期からてんかんの徴候が出現する可能性や臨床上てんかん発作がない時期における海馬領域のてんかん性放電の存在[1]などから近年注目されてきているものです．

　ここでは前者に関してててんかん診療ガイドライン2018[2]の記載から考えていきますが，このガイドラインでは認知症と関連するてんかんあるいはけいれん発作に焦点を当てた記載がないことから，第3章 成人てんかんの薬物療法を参考にして認知症に伴う全般てんかんの治療について考えていきます．

① CQ3-1 初回てんかん発作で薬物療法を開始すべきか，では高齢者では初回発作後の再発率が高いので初回発作後からの治療を考慮する，と記載されています．認知症患者に伴うてんかんは，臨床経過が長く認知症が進んだ段階の患者にみられることが多いといえます．言い換えると高齢認知症患者にてんかん発作がみられることが多いのです．したがって認知症患者にみられるてんかん発作は高齢者にみられること

から初回発作時から抗てんかん薬を開始したほうがよいとも解釈されます．

② CQ3-3 新規発症の全般てんかんでの選択肢はなにか，では全般性強直性間代発作に対しては，バルプロ酸が第一選択薬として推奨される．第二選択薬として，ラモトリギン，レベチラセタム，トピラマート，ゾニサミド，クロバサム，フェノバルビタール，フェニトイン，ペランパネルが推奨される，と記載されています．

③ CQ3-4 全般てんかんで避けるべき抗てんかん薬はどれか，ではカルバマゼピンは特発性全般てんかんには使用されない．フェニトインは強直間代の増悪，と記載されています．

④ CQ3-7 高齢発症てんかんでの選択薬はなにか，では全般発作ではラモトリギン，バルプロ酸，レベチラセタム，トピラマートが推奨される，となっています．

⑤ CQ3-6 内科疾患の合併時の選択薬はなにか，のなかでフェノバルビタール，ゾニサミド，カルバマゼピン，トピラマートでの認知機能の低下が報告されている，と述べられています．

　本ガイドラインの内容を総合的に勘案しますと，高齢認知症患者にみられる全般てんかんには，バルプロ酸（デパケン®，バレリン®，セレニカ®など）あるいはレベチラセタム（イーケプラ®）の処方が望ましいようです．ラモトリギン（ラミクタール®）は，認知機能を悪化させる可能性があるとの報告[3]もみられますが，1日1回の服薬で済むことから使用を考慮してもよいかと思います．しかし，バルプロ酸あるいはレベチラセタムと比べてアレルギー機序による皮膚症状や汎血球減少の危険性があるので投与開始初期（数週から2, 3カ月以内）には十分な注意が必要になります．一方，トピラマート（トピナ®）とゾニサミド（エクセグラン®）は認知機能低下の危険性があることから避けたほうがよいでしょう．

加賀利先生： 表 11-1 は，認知症診療で使用される主な抗てんかん薬について示したものです．アルツハイマー型認知症に伴う全般てんかんに対し

表 11-1 認知症診療で使用される主な抗てんかん薬

	バルプロ酸	レベチラセタム	ラモトリギン	トピラマート	ラコサミド	ペランパネル
商品名	デパケン®バレリン®など	イーケプラ®	ラミクタール®	トピナ®	ビムパット®	フィコンパ®
維持量	−	−	単剤: 100～200mg	200～400mg	200mg	8～12mg
1日最大量	−	3,000mgを超えない	単剤: 400mg	600mg	400mg	12mg
1日の服薬回数	−	2回	単剤: 1～2回 併用では2回	2回	2回	1回
注意すべき副作用	催奇形性	高度認知症では激越の発現	皮膚症状 血液異常	傾眠 体重減少 腎・尿路結石	傾眠 めまい 複視	非高齢者に比して転倒リスク高い
高齢者への投与	用量に注意し慎重投与	腎機能障害により投与量が異なる	慎重に投与	腎臓排泄なので慎重投与	慎重投与	注意して投与
高齢者で注意したい副作用	傾眠			傾眠, 体重減少		転倒
認知症に伴うけいれん		少量で有効との報告あり	心血管病変をもつ MCI に有効報告	認知機能に対して好ましくない？	報告はない	症例単位の報告しかない

(各薬剤の医薬品インタビューフォーム, 文献報告から著者作成)

て新規抗てんかん薬が上市されるまで, 私はバルプロ酸 (デパケン®, バレリン®, セレニカ®など) の処方を行うことが多かったといえます. その理由として, 女性患者であっても高齢であることから妊娠の可能性がきわめて低いこと (バルプロ酸は, 妊娠に伴う催奇形性の問題があります), 徐放錠ならば1日1回の服薬で済むことがあげられます (高齢認知症患者では徐放錠でなくても効果を期待できることが多い). バルプロ酸の問題

点は，服薬で眠気や全身倦怠感が出現する可能性があることです．私もこの副作用でバルプロ酸の継続が困難であった事例を少なからず経験しています．また，文献的にはバルプロ酸の服薬（10～12mg/Kg/日）によってプラセボに比して脳萎縮が急速に進む，MMSE の低下が速いとの報告[4,5]がみられています．そこで最近は比較的忍容性のよいレベチラセタム（イーケプラ®）を処方するようにしています．1 日 2 回の服薬が原則ですが，高齢認知症患者では 1 日 1 回の服薬でも発作を抑制できることが少なからずみられることから，1 回の服薬でもよい場合があります．初回用量として 500mg から開始し 1,000mg の段階でしばらく経過をみるようにしています．レベチラセタムの不都合な点は易怒性や攻撃性が出現することです．抗てんかん薬のなかでレベチラセタムは精神症状や行動障害の出現率が高いとされています．わが国での検討ではこれらの副作用の出現率は単独使用では成人で 1.56％であった[6]とされています．アルツハイマー型認知症では患者によって経過に伴い易怒性が出現してくることが少なくありません．易怒性がみられるアルツハイマー型認知症ではレベチラセタムを処方後に臨床経過を慎重に観察することが求められます．易怒性がみられるアルツハイマー型認知症に全般てんかんを伴う際にはバルプロ酸のほうが抗てんかん作用とともに感情の安定化も期待できるかもしれません．

認知症疾患 診療ガイドライン 2017 では，てんかんに関してどのように記載されているのでしょうか．

認知症疾患 診療ガイドライン 2017 CQ3C-2 認知症者のけいれんを含めたてんかんの対応はどのように行うか[7]，に沿って抗てんかん薬を選択する際のポイントを考えていきましょう．

①てんかんの確定診断がつき，発作再発リスクが高い場合には，抗てんかん薬を単剤で少量から漸増投与することが求められます．
②バルプロ酸を除く旧来の抗てんかん薬は認知機能を悪化させる有害事象

の報告がみられ高齢認知症患者への使用には注意が必要となります．

③バルプロ酸は，認知機能に対する影響は少なく高齢者のけいれん発作に有効であり，行動・心理症状BPSDの易怒性や攻撃性，気分障害にも有効です．

④新規抗てんかん薬は，高齢者のけいれんに有効であり有害事象が少ない．

⑤ラモトリギン，レベチラセタムは健忘型軽度認知障害もしくは早期アルツハイマー型認知症患者のてんかんのコントロールに有効である[1]．

⑥レベチラセタムは，脳卒中後のてんかん患者にも有効性と安全性が示され，カルバマゼピンと比較して認知機能への影響が少ない[8]．

以上の認知症疾患 診療ガイドライン2017の記載では認知症患者にみられるてんかんの治療に関して具体的にあるいは明確に推奨できる薬剤をあげていませんが，バルプロ酸あるいは新規抗てんかん薬が望ましいようです．

部分複雑発作である側頭葉てんかんに対する治療について解説をお願いします．

てんかん診療ガイドライン2018のCQ3-2 新規発症の部分てんかんの選択薬はなにか[9]，では第一選択薬としてカルバマゼピン，ラモトリギン，レベチラセタム，次いでゾニサミド，トピラマートが推奨される，と記載されていることから，おそらく高齢認知症患者にみられる側頭葉てんかんの治療には前三者のどれかを使用することになるかと思います．ゾニサミドとトピラマートは，認知機能障害を悪化させる可能性があることから処方を避けたほうがよいでしょう．さらにCQ3-7 高齢発症てんかんでの選択薬はなにか[10]，の中で合併症・併存症のある高齢者の部分発作には，レベチラセタム，ラモトリギン，ガバペンチンが推奨される，との記載があるので両者を合わせて考えますと高齢認知症患者にみられる側頭葉てんかんにはレベチラセタムあるいはラモトリギンの選択が望ましいといえるかと思います．両者の発作抑制には差がないことが示されている[11]ので

第11章 ●合併身体症状に対する薬物療法

皮膚症状発現の危険性を考慮しますとラモトリギンよりもレベチラセタムがより適していると結論されるようです．

側頭葉てんかんは認知症と間違われやすい，認知症と診断されている患者の中で側頭葉てんかんをもつ患者が紛れ込んでいるなどの意見が最近声高にいわれているようですが，私の臨床経験では病歴を詳細かつ丁寧に聴取できれば認知症と側頭葉てんかんとを鑑別することはそれほど難しくはないと考えています．また，もの忘れ外来に初診で側頭葉てんかん患者が受診してくることは非常にまれといえます．もの忘れ外来で8,000名以上の患者を診療してきた私の外来で側頭葉てんかんと判明した初診患者は数名です．以下にその患者を呈示します．

> **事例　67歳，女性，側頭葉てんかん**
>
> 夫からの病歴では，受診の2年前から言っていないことを言ったと言い張るようになり，車の運転で何回も自損事故を起こしたのですが本人はどこで擦ったのかをまったく覚えていないとのことです．近医で認知症を疑われ薬が処方されました．その頃からたまに青ざめた顔色になりうなったまま数分意識のない状態が出現し，最近その発作頻度が増してきています．現在，料理をせず総菜を買ってくることが多い．季節に合った衣服の選択は可能で洗濯などはしますが身の回りのことを気にしなくなってきました．動作がやや遅いのですが寝言や幻覚などの訴えはありません．他院でうつを疑われ，エスシタロプラム（レクサプロ®）とスルピリド（ドグマチール®）などが処方されましたが効果はみられませんでした．神経心理検査では，MMSEは25点，HDS-Rは27点，ADAS-J cog.は6点でいずれも正常範囲でした．頭部MRIでは頭蓋内に局在病変を認めません．脳波では，左側頭葉前部に棘波が散発的に出現していました．以上から側頭葉てんかんと診断し，カルバマゼピン（テグレトール®）250mg夕食後服薬を開始し4年間同様の発作や症状はみられていないことから現在は抗てんかん薬を中止して経過をみています．

新規抗てんかん薬が上市される以前にはカルバマゼピンが側頭葉てんかんに著効するとの定説があったことから，著者は上記患者のようにカルバマゼピンを処方することが多かったのですが，今後は忍容性などの視点からレベチラセタムの処方が望ましいかと思います．

アルツハイマー型認知症の経過中に出現してくるてんかん発作に対して新規抗てんかん薬の位置付けはどうなのでしょうか．

てんかん診療ガイドライン 2018 では認知症に関連するてんかんあるいはけいれん発作に関する具体的な記載はないのですが，新規抗てんかん薬を高齢認知症患者に使用する場合，表 11-2 に示す注意点を考慮しながら薬剤の選択と処方を行うとよいと思います．新規抗てんかん薬の中で忍容性の問題や認知機能低下の危険性が低い，過敏性（皮膚症状）が少ない，他剤との相互作用がないことなどからレベチラセタム（イーケプラ®）が高齢認知症患者の治療に適していると思います．ペランパネル（フィコンパ®）は 1 日 1 回の服薬で済むこと，夜間の睡眠確保を期待できることから認知症に伴うてんかんに対して利便性が高いかと思いますが，認知症患者に使用した報告が症例単位以外にないことから現時点では認知症診療で

表 11-2　高齢認知症患者にみられるてんかんに対する薬剤選択の基準

- 服薬管理を家族や周囲の人々が行うとの立場から服薬回数の少ない薬剤を選択する．1 日 1 回が理想であるが 1 日 2 回までならば許容範囲．
- 認知機能に影響を与えない，低下させない可能性をもつ薬剤を選択する．
- アレルギー機序が関与する服薬開始時の急性反応（皮疹，皮膚症状，汎血球減少など）の危険性の低い薬剤を選択する．
- 忍容性に優れ他剤との相互作用のないあるいは少ない薬剤を選択する．可能な限り酵素誘導のない薬剤の選択を行う．
- 少量投与から開始し漸増するのが原則．標準的な用量の半分から開始をする．一般に低用量で効果がみられることが多い．
- 可能な限り単剤治療に努める．高齢者では通常の常用量以下でも薬効を期待できることから最大用量まで増量する必要はない．

の処方の妥当性を評価することはできません．ラコサミド（ビムパット®）は発売時期の関係からてんかん診療ガイドライン2018では取り上げられておらず，ペランパネルと同様に認知症患者に対する効果は未定です．

実臨床では，アルツハイマー型認知症に伴うてんかんに対する新規抗てんかん薬の具体的な処方手順や注意点を以下のように考えるとよいと思います．

①レベチラセタム（イーケプラ®）の少量投与にて軽度認知障害MCIでみられる記憶障害の改善を期待できるとの報告[12]があり，アルツハイマー型認知症に伴うてんかん・けいれん発作に対する第一選択薬と考えてよいと思います．1日量250mgから500mgを初期用量として開始し，効果と副作用をみながら2週から4週ごとに増量します．高齢アルツハイマー型認知症患者では1,000mgから1,500mgが維持量になるかと思います．高齢者では1日1回の服薬でも効果を期待できる場合もあります．レベチラセタムは易怒性や興奮などの精神症状を惹起する危険性がありますので服薬開始後の観察が必要になってきます．

②ラコサミド（ビムパット®）は，酵素誘導作用がなく認知機能に対する悪影響もない[13]ようですのでアルツハイマー型認知症に伴うてんかんに対して有用性を期待できますが，認知症患者に使用した報告はなく現時点では有効性などについて評価をすることができない薬剤です．

③ペランパネル（フィコンパ®）は，1日1回の服薬で済むことが認知症患者に処方する場合の優位な点といえます．有害事象として浮動性めまいと傾眠が多いので就寝前の服薬とされていますが，認知症患者では睡眠障害を伴うことが少なくないことから傾眠という副作用が逆に認知症患者の夜間の睡眠確保に繋がる可能性があります．1日1回2mgからの開始となっていますが，高齢で小柄な患者では1mgから開始をする選択肢も考えられます．維持量は8mgから12mgとなっていますが，認知症診療ではまず4mgあるいはそれ以下の用量で効果を判定し維持量とするのもよいかと思います．レベチラセタムと同様に易怒性や易刺激

性などの精神症状が出現するとの報告[14]もみられることから，漸増する際には少し時間をかけて行うのがよいかもしれません．

④トピラマート（トピナ®）は，喚語困難や注意力スパンを減少させるなど認知機能に対して好ましくない[15]あるいは低下させる作用[13]があるのでアルツハイマー型認知症に伴うてんかんには使用しないほうがよいでしょう．

以上を総合的に考えますと，全般てんかんあるいは部分てんかんいずれに対してもレベチラセタムが現時点ではアルツハイマー型認知症に伴うてんかん発作に対してまず使用すべき薬剤かと思われます．

11-2　慢性便秘症

高齢認知症患者の家族から便秘があるので便秘薬を処方してくださいと依頼されることがあるかと思います．認知症患者に対する便秘薬の使用に関して教えてください．

便秘はよくみられる症状であり市販薬もたくさん出ていることから「たかが便秘」と思われがちですが，近年わが国でも新たな作用機序をもつ新規便秘薬がいくつか上市されてきており，便秘薬に関しての知識が必要になってきています．図11-1は，認知症診療で使用される主な下剤とその問題点をまとめたものです．詳しい内容は章末に示す参考文献を参照してもらうことにして，ここでは高齢認知症患者の便秘に薬剤を処方する際の手順や注意点をまとめてみたいと思います．

わが国で最も処方されている下剤は，浸透圧性下剤の酸化マグネシウムですが，高齢認知症患者や腎障害のある患者，長期使用では高マグネシウム血症を発現する危険性を排除できません．また併用注意薬が多いことも高齢認知症患者では問題になるかと思います．特に胃酸分泌抑制薬や活性型ビタミンD_3製剤を服薬している患者では酸化マグネシウムの処方を避

第 11 章 ●合併身体症状に対する薬物療法

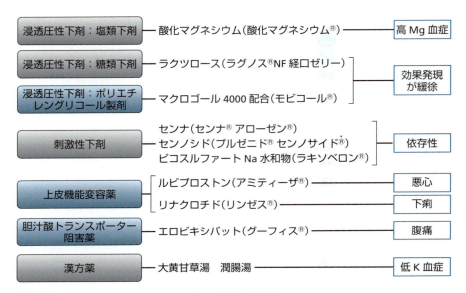

図 11-1 認知症診療で使用される主な下剤と問題点

けたほうが無難だと思います．酸化マグネシウムの有効性に関するエビデンスは少ないそうです．

日常臨床でよく処方されている刺激性下剤であるセンノシド（プルゼニド®など）やピコスルファートナトリウム水和物（ラキソベロン®）は，作用は強力ですが依存性や耐性がでやすい特徴があります．頓服あるいは短期間の使用が推奨されています．

漢方薬の潤腸湯や大黄甘草湯はカンゾウが含まれていることから低カリウム血症から偽アルドステロン血症やミオパチーを発症する危険性を忘れないようにしたいものです．

近年，新たな作用機序を有する新規便秘薬が相次いで上市されてきていますが，その中で認知症診療において使用しやすい薬剤は，上皮機能変容薬のルビプロストン（アミティーザ®）とリナクロチド（リンゼス®），胆汁酸トランスポーター阻害薬のエロビキシバット（グーフィス®）の 3 剤だろうと思います．それぞれの特徴や使用法，注意点などを 表 11-3 に示しました．おのおの一長一短があるので現時点でどの薬剤が認知症患者に最

表 11-3 認知症診療における新規便秘薬3剤の特徴と処方のコツ

	ルビプロストン (アミティーザ®)	リナクロチド (リンゼス®)	エロビキシバット (グーフィス®)
分類	上皮機能変容薬	上皮機能変容薬	胆汁酸トランスポーター阻害薬
剤形	12μg　24μg	0.25mg	5mg
用量・用法	1回24μgを1日2回，朝夕食後，症状により適宜減量	0.5mgを1日1回食前，症状で0.25mgに減量	10mgを1日1回食前，症状で適宜増減、最高用量は1日15mg
注意すべき副作用	悪心（高齢者ではまれ）	重度の下痢	腹痛
適した患者	糖尿病患者 パーキンソン病	腹痛を伴う便秘	大腸の蠕動運動が 　低下した患者 腎不全患者
処方・指導のコツ	1回12μgを1日1回あるいは2回から開始 排便の様子や下痢の有無をみながら漸増していく	0.25mgから開始をしたほうが良い 0.25mgで下痢を生じる際には隔日投与 夕食前の服薬で夜間の便失禁の危険性	食前30分前の服薬が難しいかも　食後服薬を試みても良い 5時間前後で排便がくるので朝の服薬が良い

も適しているのかを述べることは難しいといえます．ルビプロストンは，パーキンソン病患者の便秘に対するプラセボ対照試験のデータ[16]があることからレビー小体型認知症や認知症を伴うパーキンソン病に有効性を期待できるかと思います．

認知症診療でも薬剤耐性や習慣性（依存）の問題から刺激性下剤の使用は可能な限り避けるほうがよいでしょう．刺激性下剤は，あくまでも頓服あるいは必要時に服薬するのがベターといえます．処方手順は，既存の刺激性下剤以外の浸透圧性下剤をまず使用し，効果がなければ新規便秘薬に変更するスタンスがよいでしょう．単剤での治療が原則ですが効果不十分の際には新規便秘薬と浸透圧性下剤の併用あるいは複数の新規便秘薬の併用が選択肢になります．

第 11 章 ●合併身体症状に対する薬物療法

①新規便秘薬（ルビプロストン製剤，エロビキシバット水和物製剤，リナ
クロチド製剤，マクロゴール 4000 配合製剤およびラクツロース製剤）
使用に当たっては，他の便秘症治療薬（新規便秘薬以外で従来使用され
てきた便秘薬）で効果不十分な場合に器質的疾患による便秘を除く慢性
便秘症の患者へ使用すること，とする保医発 1127 第 2 号（平成 30 年
11 月 27 日）が発布されていますので，実臨床ではまず酸化マグネシウ
ム 1.0g から 2.0g を分 3 あるいは就寝前 1 回の服薬を試みることにな
るかと思います．しかし，実際には最初から新規便秘薬を使用しても保
険診療で大きなトラブルになることはないようです．

②酸化マグネシウムで排便コントロールが不十分な場合，新規便秘薬に切
り替える選択肢を考えます．漢方薬の選択もありますが効果発現が不確
かなことから避けたほうがよいかもしれません．現時点ではどの新規便
秘薬を選択するのかに関しての基準はないので，服薬回数や使い勝手の
よい薬剤を選択することになります．可能ならば 1 日 1 回の服薬で済む，
服薬方法が簡便な薬剤を選択したいものです．

③ルビプロストン（アミティーザ®）は，パーキンソン病に対するエビデ
ンスがあるのでレビー小体型認知症患者の便秘に適しているかもしれま
せん．48μg/ 日から開始すると下痢を生じる危険があるので 12μg/ 日
から開始し漸増していく処方手順がよいと思います．具体的には，処方
開始時に 12μg を 4 錠（2 錠でも構いません）朝夕食後の処方を行い，
患者本人ならびに家族にはまず朝食後に 1 カプセルだけ服薬し効果が
なければさらに夕食後に 1 カプセルを追加するように伝えます．これ
で効果がなければ 36μg，48μg と増量していきます．12μg 単位で処
方すると細かい用量調整が可能になるので利便性が上がります．副作用
として悪心があげられていますが，認知症診療では高齢者に使用する場
合がほとんどであり悪心が発現する危険性（とくに若い女性に出やすい
といわれています）は低いと考えられます．私も多くの高齢認知症患者
に処方していますが悪心を訴えた事例は現在まで皆無です．

④血管性認知症あるいはアルツハイマー型認知症やレビー小体型認知症の
進行期で嚥下障害が出現してきている患者の便秘にはゼリー製剤である

ラクツロース（ラグノス®NF経口ゼリー）を選択するとよいでしょう．本剤は，1975年からモニラック®との商品名で高アンモニア血症に伴う精神神経症状の改善とともに排便障害（便秘）にも使用されてきたことはよくご存知かと思いますが2018年に慢性便秘症に保険適用を取得しています．服薬時間の規定がないのでいつ服薬してもよいとされています．効果発現がやや遅いのでその旨を患者ならびに家族に伝えるようにします．

⑤リナクロチド（リンゼス®）やエロビシキバット（グーフィス®）は，服薬回数が1回で済むことから認知症診療には適した薬剤なのですが問題はいずれも食前20～30分の服薬とされていることです．食後服薬の下剤に比して服薬方法がやや煩雑といえます．エロビキシバットは，胆汁酸の分泌が多い朝あるいは昼の服薬が効果を期待できるとされ，さらに服薬後5時間前後で便意が出現することから夕方あるいは夜の服薬は避けたほうが無難です（夜間に便失禁を生じる危険あり）．効きすぎて下痢を生じる際には食後の服薬がよいとの記載もありますので一度試してみるとよいかもしれません．エロビシキバットを使用した私の経験では，食後の服薬でもそれなりに排便効果を示す患者もみられます．厳密に食前服薬にこだわる必要はないかもしれません．

■文献

1) Vossel KA, Beagle AJ, Rabinovici GD, et al. Seizures and epilepticform activity in the early stages of Alzheimer's disease. JAMA Neurol. 2013; 70: 1158-66.

2) 日本神経学会, 監, 「てんかん診療ガイドライン」作成委員会, 編. てんかん診療ガイドライン 2018. 東京: 医学書院; 2018.

3) Cumbo E, Ligori LD. Levetiracetam, lamotrigine, and phenobarbital in patients with epileptic seizures and Alzheimer's disease. Epilepsy Behav. 2010; 17: 461-6.

4) Tariot PN, Schneider LS, Cummings J, et al. Chronic divalproex sodium to attenuate agitation and clinical progression of Alzheimer disease. Arch Gen Psychiatry. 2011; 68: 853-61.

5) Fleisher AS, Truran D, Mai JT, et al. Chronic divalproex sodium use

and brain atrophy in Alzheimer disease. Neurology. 2011; 77: 1263-71.

6) 徳増孝樹, 鈴江京子, 平野京子. 実臨床下におけるレベチラセタム単独療法の有効性及び安全性―部分発作を有する成人及び小児てんかん患者に対するレベチラセタム経口薬の使用成績調査. 診療と新薬. 2019; 56: 181-97.

7) 日本神経学会, 監,「認知症疾患診療ガイドライン」作成委員会, 編. CQ3C-2 認知症者のけいれんを含めたてんかんの対応はどのように行うか. 認知症疾患 診療ガイドライン 2017. 東京: 医学書院; 2017. p.94-6.

8) Consoli D, Bosco D, Postorino P, et al. Levetiracetam versus carbamazepine in patients with late poststroke seizures: a multicenter prospective randomized open-label study (EpIC Project). Cerebrovasc Dis. 2012; 34: 282-9.

9) 日本神経学会, 監,「てんかん診療ガイドライン」作成委員会, 編. てんかん診療ガイドライン 2018. CQ3-2 新規発症の部分てんかんでの選択薬はなにか. 東京: 医学書院; 2018. p.27-8.

10) 日本神経学会, 監, てんかん診療ガイドライン作成委員会, 編. てんかん診療ガイドライン 2018. CQ3-7 高齢発症てんかんでの選択薬はなにか. 東京: 医学書院; 2018. p.35.

11) Werhahn KJ, Trinka E, Dobesberger J, et al. A randomized, double-blind comparison of antiepileptic drug treatment in the elderly with new-onset focal epilepsy. Epilepsia. 2015; 56: 450-9.

12) Bakker A, Albert MS, Krauss G, et al. Response of the medial temporal lobe network in amnestic mild cognitive impairment to therapeutic intervention assessed by fMRI and memory task performance. Neuroimage Clin. 2015; 7: 688-98.

13) Biton V, Gil-Nagel A, Isojarvi J, et al. Safety and tolerability of lacosamide as adjunctive therapy for adults with partial-onset seizures: Analysis of data pooled from three randomized, double-blind, placebo-controlled clinical trials. Epilepsy Behav. 2015; 52: 119-27.

14) Ettinger AB, LoPresti A, Yang H, et al. Psychiatric and behavioral adverse events in randomized clinical studies of the noncompetitive AMPA receptor antagonist perampanel. Epilepsia. 2015; 56: 1252-63.

15) Vossel KA, Tartaglia M, Nygaard HB, et al. Epileptic activity in Alzheimer's disease: causes and clinical relevance. Lancet Neurol. 2017; 16: 311-22.

16) Ondo WG, Kenney C, Sullivan K, et al. Placebo-controlled trial of lubiprostone for constipation associated with Parkinson disease.

Neurology. 2012; 78: 1650-4.

■参考書籍
1）中島　淳, 前田耕太郎, 編. かかりつけ医のための便秘・便失禁診療 Q&A. 東京: 日本医事新報社; 2019.
2）中島　淳, 編. なぜ？　どうする？　がわかる！　便秘症の診かたと治しかた. 東京: 南江堂; 2019.

第12章 認知症入院患者の薬物療法

中館先生: では,最後に認知症入院患者について話題を進めていきたいと思います.

■入院患者の行動・心理症状 BPSD の実態

海老手先生: 認知症患者が身体疾患を合併し入院してきた際,問題となるのは入院病棟内での行動・心理症状 BPSD の出現であり,かつそれらに対する病棟側の対応ではないかと思います.**図 12-1** は,認知症ケア加算Ⅰにて集積された入院病棟が困っている,対応に苦慮している行動障害などをまとめたものです(対象 276 名).点滴の自己抜去が 60 名と最も多く,

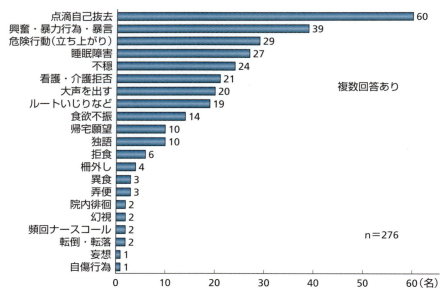

図 12-1 認知症ケア加算Ⅰの現況(困っている行動・心理症状 BPSD)
(八千代病院 入院患者のデータ 2018 年 5 月〜2019 年 12 月)

次いで興奮・暴力行為・暴言，危険行動（安静を保てずに立ち上がるなど），睡眠障害（不眠や昼夜逆転），不穏，看護・介護拒否，大声を出す，ルートいじりなど，の順になっています．これらの中で薬物療法の対象になるのは，興奮・暴力行為・暴言と睡眠障害，大声を出すなどに限られます．多くは薬物療法では解決することができず病棟における薬剤を使用しない対応，つまり非薬物療法が主体になるかと思います．しかし残念ながら現実的には医療の現場で対応が難しい患者に対して身体拘束がなされてしまう場合が多いのではないでしょうか．入院認知症患者が示す行動・心理症状 BPSD の結果，患者に不測の事態や怪我などを生じた際の病院側の責任問題や訴訟などのリスクを考えますとどうしても防御的な対応を取らざるを得ないのが現状かもしれません．

■睡眠障害と夜間の行動障害

加賀利先生：認知症患者が入院している病棟で看護・介護スタッフが困る行動・心理症状 BPSD は，睡眠障害（不眠）とそれに伴う夜間の行動障害ならびに興奮・暴力行為，看護・介護拒否，点滴自己抜去，安静を保てない（含危険行動）などではないかと思います．それらの中で薬物療法が多少なりとも効果を期待できるのは睡眠障害とそれに伴う夜間の行動障害です．病棟から睡眠障害とそれに伴う夜間の行動障害，せん妄に対する相談を受けた際の薬物療法の基本的な考えかたを 表12-1 に列挙します．

①原則としてベンゾジアゼピン系睡眠薬あるいは抗不安薬は使用しないようにしたいものです．なぜならば中途半端な催眠効果によって夜間の覚醒から転倒，骨折の危険性，せん妄の誘発を可能な限り避けたいからです．しかし，実臨床では，入院前にすでにベンゾジアゼピン系睡眠薬を処方されている患者も少なくありません．この場合にはその薬剤を継続するかどうかを含めて入院後の薬剤選択に苦慮することが多いといえます．
②非ベンゾジアゼピン系睡眠薬も単独では使用しないほうがよいでしょう．もし使用するなら以下に述べるように他の薬剤に追加をすることで補強

第 12 章 ● 認知症入院患者の薬物療法

表 12-1　入院認知症患者の睡眠障害・せん妄に対する薬物療法の選択肢

・鎮静系抗うつ薬のミアンセリン（テトラミド®）10mg 夕食後服薬，効果不十分の際には 20mg，30mg と増量する．単独使用でもよいがミアンセリン服薬 1 時間後に少量の睡眠薬を追加併用する選択肢もある．

・睡眠障害だけの場合，今までに睡眠薬の使用歴のない患者ではスボレキサント（ベルソムラ®）10mg あるいは 15mg 就寝直前の服薬．

・メマンチン（メマリー®）による鎮静効果を期待して易怒性や軽度興奮，夜間不穏，睡眠障害などに使用すると割に効果を期待できる．

・睡眠薬や鎮静系抗うつ薬で効果発現をみないとき，催眠効果を期待してクエチアピン（セロクエル®）12.5mg から 50mg の範囲で夕食後の服薬も選択肢のひとつ．ただし糖尿病患者には禁忌．

・リスペリドン（リスパダール®）は催眠よりも鎮静を標的に使用する．拒薬の場合には内用液の使用を考慮する．

・点滴施行が可能ならば「サイレース®静注用 2mg 1A＋生食 100mL」の点滴，入眠したらストップをする方法もある．呼吸抑制に注意．せん妄が目立つときにはこの点滴ボトルにセレネース注 5mg 1A をさらに加える方法もある．

効果を期待して処方するようにしたいものです．そうすることで非ベンゾジアゼピン系睡眠薬の処方量を少なくすることが可能になり不都合な状態を生じる可能性を低減できるかもしれません．

③睡眠薬を今まで使用したことがなく，比較的おとなしい患者ではオレキシン受容体拮抗薬のスボレキサント（ベルソムラ®）10mg あるいは 15mg 就寝直前の服薬を試みます．しかし夕方から夜間にかけて不穏，やや興奮傾向などを示す患者ではスボレキサント単独での催眠効果をなかなか期待できない経験をしています．

④催眠を標的にまず非定型抗精神病薬のクエチアピン（セロクエル®）か鎮静系抗うつ薬のミアンセリン（テトラミド®）のいずれかを処方し効果を判定していきます．両剤の使い分けに関して確固たる根拠はありませんが少なくとも糖尿病を持つ患者ではクエチアピンは禁忌となることからミアンセリンを優先的に処方します．

⑤クエチアピンの処方手順はまず 25mg を夕食後の服薬から開始します．なぜならば，就寝前でもよいのですがクエチアピンが必要な患者は夕方

から夜にかけて不穏や多動になることが少なくないので早めの服薬が望ましいからです．25mg で効果が乏しいとき，次の一手をどうするかですが，クエチアピンを 50mg に増量するか作用機序の異なる薬剤を追加・併用するかになると思います．私は，クエチアピン 25mg に非ベンゾジアゼピン系睡眠薬のエスゾピクロン（ルネスタ®）1mg あるいは 2mg を追加する処方をしばしば行っています．クエチアピンの服薬でやや覚醒度が下がった状態に睡眠薬を追加することで睡眠の確保を期待することになります．この組み合わせで朝方まで睡眠の確保が可能ならば問題はないのですが，たとえば深夜 3 時頃に覚醒し騒ぐなど朝方まで睡眠の確保が困難な場合にはエスゾピクロンに代えて中間作用型のフルニトラゼパム（サイレース®）1mg を処方しています．

⑥ミアンセリン（テトラミド®）は，四環系抗うつ薬ですが鎮静作用が強いことから夜間不眠やせん妄などを標的にしばしば入院患者に使用しています．10mg を夕食後の服薬から開始し効果がなければ翌日に 20mg へ増量します．効果を期待できる事例では 10mg から 20mg で睡眠を確保できることが多いように感じています．1 日最大量を 30mg 前後に設定し効果がなければ他剤への変更を考慮します．また，20mg の段階で睡眠の確保が難しい場合に非ベンゾジアゼピン系睡眠薬を追加併用する選択肢も想定されます．使用する薬剤としては，エスゾピクロンあるいはフルニトラゼパムをしばしば選択しています．

⑦糖尿病を持つ認知症入院患者では，非定型抗精神病薬のクエチアピンとオランザピン（ジプレキサ®）は使用禁忌となっていますのでその他の薬剤を選択することになり，私はミアンセリンを中心とした処方計画を立てるようにしています．

⑧睡眠障害だけでなく夜間に暴力行為や興奮を伴う患者では，非定型抗精神病薬のオランザピン（ジプレキサ®）2.5mg の夕食後服薬によって睡眠の確保と鎮静を図れる場合があります．

⑨前記⑧で糖尿病を持つ場合にはオランザピンは禁忌です．非定型抗精神病薬としてはリスペリドン（リスパダール®）を選択することになりますが，リスペリドンは催眠効果がやや弱い印象を持っています．リスペ

第 12 章●認知症入院患者の薬物療法

リドンに非ベンゾジアゼピン系睡眠薬あるいはオレキシン受容体拮抗薬を併用することが多いのです.

以下に睡眠障害を示す入院認知症患者に薬物療法を援用した事例を呈示しながら薬剤の具体的な使いかたを解説していきます.

事例　**胆管炎で入院している 76 歳，男性**

　独居患者で入院前の状況は不明です．実兄の話では一緒に仕事をしているが半年前からおかしいとは感じていたそうです．胆管炎で入院した翌日から退院願望が強く，安静指示にも関わらずベッド柵を乗り越え病室から廊下に出てくる，点滴の自己抜去，制止する看護師に暴力行為がみられ 6 人がかりで病室に戻し四肢と体幹抑制をされています．絶食のため主治医からハロペリドール注（セレネース®）2.5mg の点滴の指示が出され夜間の鎮静は図れたのですが，日中の興奮に変化はなく動作緩慢から病室内で転倒事故を起こしてしまいました．経口摂取が可能になった 7 日目からクエチアピン（セロクエル®）25mg 夕食後の服薬を開始したところ，午後 10 時には入眠し朝方まで睡眠の確保が可能になりました．朝の覚醒も良好であり日中も穏やかに過ごせるようになっています．

認知症患者に限らず消化器系疾患や肺炎などで入院してきた患者では当初絶食の指示を出されることが多く，絶食患者でせん妄や夜間の睡眠障害，不穏，危険行動が認められるときには，ハロペリドール（セレネース®）の点滴あるいは筋肉注射が施行されます．その後，経口摂取が可能になった時点でこれらの症状に対してどの薬剤を選択するかの問題が出てきます．ベンゾジアゼピン系睡眠薬の使用は可能な限り避けるとの視点から，鎮静系抗うつ薬あるいは非定型抗精神病薬を選択せざるを得ないと思われます．後者ならば，催眠効果を期待できるクエチアピン（セロクエル®）25mg 夕食後の処方をしばしば選択しています．夜間の睡眠を確保することで日中の覚醒度が高まり日中の行動・心理症状 BPSD の軽減に繋がることをよく

180

経験します.

> ### 事例　被殻出血後のリハビリテーション目的で入院中の 91 歳，男性
>
> 　1 カ月前に左被殻出血を発症し他院に入院となり保存的治療で歩行は可能になっています．入院中にせん妄を生じクエチアピン（セロクエル®）25mg 錠を夕食後 2 錠，就寝前に 2 錠服薬の状態で当院に転入院になってきました．転院翌日から夜間に何回も覚醒しベッドから降りて歩き出す，ふらつきが強く頻回に転倒しかけるために四肢の身体拘束が開始されました．夜間に大声を出しています．日中は同居の娘を探して落ち着きがありません．
>
> 　91 歳でありクエチアピン 100mg は過量投与ではないか，あまり薬効を示しているとは思えないことから薬剤の変更を考えました．選択肢としてクエチアピン 25mg に睡眠薬の併用あるいはミアンセリン（テトラミド®）への変更などがあるかと思いますが，本事例ではまずミアンセリン 10mg 単独での夕食後服薬を試みました（クエチアピンは中止しました）．その日は 21 時頃まで車椅子に座り大声で騒ぎ 22 時半頃に入眠するも 1 時間後に覚醒し抑制帯をすり抜けてベッドから降りているところを発見されています．ミアンセリン単独では増量しても効果がないと判断し，ベンゾジアゼピン系睡眠薬の中で中間作用型のフルニトラゼパム（サイレース®）1mg をミアンセリン 10mg とともに夕食後の服薬に変更しました．22 時頃から入眠し夜間に両下肢をごそごそ動かしたり下着を脱いだりする行動はみられていましたが，朝 6 時半まで睡眠の確保が可能になっています．

　高齢者に対するベンゾジアゼピン系睡眠薬の使用に関して厳しい意見が多いのですが，実臨床ではある程度は使用せざるを得ないのが実情ではないでしょうか．とくに高齢入院患者にみられる夜間の危険行動などに起因する転倒やそれに伴う骨折，外傷をどう防止していくのかは入院病棟の大きな課題になっています．本事例でも止むを得ず身体拘束を施行するので

第 12 章●認知症入院患者の薬物療法

すが患者は上手にその抑制をすり抜け危険行動を繰り返しています．薬に
よる身体拘束との批判はあるのですが何らかの薬剤を使用せざるを得ない
と思います．問題はどの薬剤をどの用量で使用するかになるのですが，こ
れに関して絶対的な基準はないといえます．本事例では鎮静系抗うつ薬の
ミアンセリンとベンゾジアゼピン系睡眠薬のフルニトラゼパムで睡眠の確
保が可能になりましたが，ミアンセリンに代わってクエチアピン 25mg
でも効果があったかもしれません．あるいはフルニトラゼパムの代わりに
スボレキサント（ベルソムラ®）15mg でもよかったかもしれません．実臨
床では試行錯誤を繰り返しながら薬効を発揮する薬剤を選択していくしか
方法はないのです．

> **事例** **夜間せん妄を示す 83 歳，女性，アルツハイマー型認知症**
>
> アルツハイマー型認知症で通院していたのですが，夫が入院したことが契
> 機になったのか食欲不振になり入院になりました．入院後，日中は穏やかに
> 過ごしていますが夕方 5 時頃から帰宅願望を訴え始め，「なんで泊まらないと
> いけないの！ 私は聞いていません！ 入院していません！ なんともない」
> と言いながら病棟内をうろうろし夜間の睡眠ができない状態になりました．
> 病棟側の対応は，ハロペリドール（セレネース®）の点滴や四肢の抑制などの
> 身体拘束になっています．病棟からの依頼で介入したのですが日中は疎通性
> も良好であり夕暮れ症候群ならびに夜間せん妄と診断しミアンセリン（テト
> ラミド®）10mg 夕食後の服薬を開始しました．その日は 19 時に服薬しまし
> たが，比較的早めに入眠し夜間は一度トイレに行く以外に覚醒することなく
> 朝まで睡眠の確保が可能になっています．

　入院患者で夜間せん妄と思われる病態が出現してきたとき，治療薬とし
て抗精神病薬のクエチアピン（セロクエル®）あるいは鎮静系抗うつ薬の
ミアンセリンが選択肢にあがります．どちらがより有効かの判断はできか
ねますがいずれかを選択し試みるとよいでしょう．クエチアピンは 50mg，
ミアンセリンは 20mg から 30mg まで増量し効果を判定します．入院患

者ですから1日ごとに処方を行い経過をこまめに観察することで増量の目安を得ることができます．これら単剤で効果が発現しにくい場合には，非ベンゾジアゼピン系睡眠薬を少量追加することもあります．たとえば，エスゾピクロン（ルネスタ®）1mgから2mgを追加します．夜間の睡眠確保としてオレキシン受容体拮抗薬も選択肢にあがりますが夜間せん妄にまで進展している事例では効果を期待することはやや無理かもしれません．

■ **暴言・暴力行為**

暴言・暴力行為を示す入院患者に対する薬物療法について解説をお願いします．

表12-2に暴言や暴力行為などのような活発な行動・心理症状BPSDに対する薬物療法の原則を示しました．

①在宅での出現と違い入院中に生じるものですから家族の負担と比べて医師や看護師などの専門職の負担はまた違うものだろうと思います．したがいまして必ずしも薬物療法を全て援用する必要はないでしょう．薬剤によるデメリットとメリットを天秤にかけた上で薬物療法を開始するよ

表12-2　入院認知症患者にみられる活発な行動・心理症状BPSD（暴言・暴力行為，興奮など）に対する薬物療法の原則

- 薬剤による正の効果（患者の安全の確保など）と負の効果（過鎮静や発動性の低下など）を天秤にかけて薬物療法の開始を考える（原則は環境整備，適切な対応）．
- 効果を期待できる薬剤は，（いわゆる）睡眠薬あるいは非定型抗精神病薬，鎮静系抗うつ薬などである．
- まず単剤で効果を期待できる薬剤を選択する．薬剤選択の絶対的基準はない．
- 単剤で効果を期待できないとき，その単剤の増量を図るか他剤に変更するかを考える．併用療法は可能な限り避けるべきである．
- ある薬剤を処方するとき，処方日数は1日分とする．その薬剤が効果があるのか否かを翌日評価をしてその日の処方内容を考える．1週分処方し後はほったらかしは禁忌．
- 効果がある用量あるいは維持量は，病棟（看護スタッフら）がこれならば我慢できると思える用量である．

うにします.

②選択する薬剤は主として非定型抗精神病薬か鎮静系抗うつ薬になるかと思います．暴言くらいならば鎮静系抗うつ薬でなんとか対応が可能かと思いますが，暴力行為が頻繁で病院スタッフに被害が出る場合には非定型抗精神病薬を使用せざるを得ないのが本音ではないでしょうか.

③原則は単剤からの開始であり効果がなければ増量をしていくことになるかと思います．ある薬剤をある程度の用量まで増量しても効果が乏しいときには薬効の異なる薬剤への変更を行うべきといえます．併用療法は可能な限り避けたいものです.

④入院患者で新たな薬剤を処方する際には外来と異なって処方日数は1日分とします．その薬剤で効果があるのか否かを翌日に評価しその日の処方内容を考えます．たとえば，初回で処方した用量で効果があればそのままの処方量を継続します．効果が乏しいときには増量を考えるようにしますが他剤への変更も選択肢のひとつになります．こまめに患者の様子を観察することで不都合な事態を早めに発見することができますし，過剰投与になる危険性を軽減できるといえます.

⑤維持用量は，病棟側が看護・介護を進める際にこれで我慢できると考える用量となります．入院中での薬剤の使用は一時的，短期的な場合がほとんどですので過剰用量にならないようにしたいものです.

　実際には入院患者の暴力行為などに対して抗精神病薬を処方する機会はそれほど多くはないと思われます．以下に使用した実例を呈示します.

事例　大腿骨転子部骨折でリハビリテーション入院中の81歳，男性

　介護施設で転倒し大腿骨転子部骨折で他院入院後に当院回復期リハビリテーション病棟に転院してきています．介護施設入所前から家族に対しての暴力行為がありました．暴力行為で精神科病院に入院した既往歴があるようです．現在，突然興奮しベッドから降りようとするので制止する看護師の手

を掴む，叩くなどの行動がみられます．車椅子から2回ほど勝手に起き上がり転倒をしています．終夜独語があり個室に移動になっています．クエチアピン（セロクエル®）50mgやリスペリドン（リスパダール®）1mg，ゾルピデム（マイスリー®）5mgを入院主治医から処方されていますが，ほとんど効果がないとのことでした．すでに2種類の抗精神病薬が処方されていましたが十分な用量の使用に至っておらず，これらの増量も考えましたが選択肢としてオランザピン（ジプレキサ®）2.5mg夕食後とブロチゾラム（レンドルミン®）0.25mg就寝前の処方を開始しました．2日後効果がないことからオランザピン5mgとフルニトラゼパム（サイレース®）2mgに変更したところ，夜間の睡眠は確保され日中はおとなしく車椅子に騎乗できる状態になりました．1週後，不活発な状態が多くなり過鎮静と判断しオランザピンを中止しましたが症状の再燃がないことからフルニトラゼパム2mgは継続しながら日中の鎮静を期待してメマンチン（メマリー®）を朝食後服薬として開始しました．この処方で比較的安定した入院生活を送れるようになっています．

　認知症でみられる行動・心理症状BPSDは薬剤で症状の軽減あるいは消失を図れた後，薬剤を中止しても再燃することが少ないといわれています．本事例もオランザピンの服薬で標的症状の軽減を図れており，以降目立った再燃がありませんでした．本事例では多くの向精神薬の処方を試行錯誤しながら行うことで患者に合う薬剤を決定できた経緯がみられます．実臨床では薬剤の使用に関して成書やガイドラインに記載されたようにはいきません．患者一人ひとりに合った薬剤をどうみつけることができるかが臨床医に問われる技術であるといえるのです．

事例　心不全で入院中の88歳，女性

　心不全で入院中ですが夜間の不眠に主治医からスボレキサント（ベルソムラ®）とゾルピデム（マイスリー®）が処方されていましたがあまり効果を発揮していませんでした．あるときから「おいを馬鹿にするのか！　ここにいたら殺される！」などの言動が目立つようになりました．床マットで下半身

第 12 章●認知症入院患者の薬物療法

> 裸になって座ったり介護しようとするスタッフに手が出たりするようになっ
> てきました．看護や介護拒否に加えて拒食，拒薬も出てきました．興奮時に
> 可能ならばリスペリドン（リスパダール®）内用液 0.5mg を口腔内投与の指
> 示を出したところ，2 回の服薬で興奮や介護拒否の軽減が得られました．

入院患者で拒薬を示しかつ興奮や暴力行為がみられる場合，鎮静目的の薬
剤としてはリスペリドン内用液が選択肢にあがります．服薬のタイミング
が難しいのですがなんらかのきっかけで患者が口を開けた時にスポイドな
どで注入する手段が考えられます（この手段が倫理的に妥当かどうかは別
にして）．

鎮静系抗うつ薬が症状の改善をきたした事例を呈示します．

事例　大腿骨頸部骨折で入院中の 84 歳，男性

　左大腿骨頸部骨折にて手術を施行しリハビリテーション中です．現在，夕
方 4 時頃から帰宅願望が強くしばしば興奮するので病棟が困っています．リ
スペリドン（リスパダール®）1mg が主治医から処方されていましたがほと
んど効果がなかったことから，病棟から相談があり介入になっています．ミ
アンセリン（テトラミド®）10mg 夕食後の服薬を開始したところ，夕方から
の不穏に変化はありませんでしたが夜間の睡眠はなんとか可能とのことで
20mg に増量しました．15 時頃から落ち着かなくなるとのことだったのでリ
ハビリテーションを 15 時半から開始するように変更しました．ミアンセリン
20mg の夕食後服薬とリハビリテーションを夕方に行うことでなんとか帰宅
願望と不穏の軽減を図りながら退院方向になっています．

索　引

あ行

アカシジア	145
悪徳商法	52
アニマルセラピー	96
アパシー	70, 96, 135
アミティーザ®	172
アリセプト®	7, 42
アリピプラゾール®	113, 124
アルツハイマー型認知症	7, 47
アロステリック	8
イーケプラ®	115, 162, 164, 167, 168
イクセロン®	8
意識消失発作	80
イチョウ葉エキス	89, 98
易転倒性	86, 131
易怒性	33, 36, 62, 95, 97, 164, 168
意欲の減退	96
うつ	76
運動療法	47
エクセグラン®	162
エスゾピクロン	105, 111, 179
エビリファイ	124
エロビシキバット	173
嚥下障害	131, 172
悪心	172
オランザピン	124, 132, 179, 185
オレキシン受容体	104, 178
音楽療法	47, 96

か行

介護指導	51
回想法	47

過鎮静	32
ガランタミン	8, 21, 40
カルバマゼピン	119, 166
監視カメラ	158
感情依存記憶	97
感情一致記憶	97
感情障害	30, 95, 97, 117
偽アルドステロン血症	170
帰宅願望	186
居宅療養管理指導	5
拒薬	186
グーフィス®	173
クエチアピン	70, 72, 105, 110, 123, 160, 178
グラマリール®	122, 132
クロザピン	70
クロザリル®	70
クロナゼパム	73
軽度認知障害	98
傾眠	32, 168
けいれん発作	161
血液異常	119
血液透析	18
血管性認知症	89, 94
血管性認知障害	92
幻覚	70, 129, 141
幻視	56, 66, 70, 78, 84
高アンモニア血症	118, 173
抗凝固薬	91
攻撃性	29, 113, 164
抗血小板薬	91
抗血栓療法	91
抗精神病薬	151
抗てんかん薬	115

187

抗認知症薬	6, 7, 39, 54, 89
抗パーキンソン病薬	75
高マグネシウム血症	169
コリンエステラーゼ阻害薬	7, 135

さ行

催奇形性	163
サイレース®	105, 133, 179
錯視	84
酸化マグネシウム	169, 172
四環系抗うつ薬	110
刺激性下剤	170
姿勢反射障害	86
実態的意識性	67
嫉妬妄想	129
自発性の低下	96
ジプレキサ®	124, 179, 185
潤腸湯	170
消化器系副作用	62
焦燥性興奮	113, 121
上皮機能変容薬	170
少量投与	42
食行動障害	9
症状の動揺性	80, 87
徐脈	20
新規抗てんかん薬	167
腎機能障害	18
新規便秘薬	172
心神耗弱	159
心神喪失	159
浸透圧性下剤	169
心ブロック	20
錐体外路徴候	123, 131
睡眠衛生指導	106
睡眠障害	83, 103, 177
ステロイド外用薬	27
スボレキサント	104, 178
生活支援体制	52

生活障害	6
精神病症状	129
性的逸脱行為	133, 148
窃盗	154
ゼリー製剤	16, 18
セレネース®	71, 180
セロクエル®	70, 72, 105, 110, 123, 160, 178
前頭側頭型認知症	145, 153
前頭葉型アルツハイマー型認知症	145, 147
前頭葉障害	145
センノシド	170
全般性強直性間代発作	162
せん妄	106, 177
側頭葉てんかん	165
ゾニサミド	75, 162
ゾルピデム	106, 108

た行

大黄甘草湯	170
胆汁酸トランスポーター阻害薬	170
チアプリド	113, 122, 132
遅発性パラフレニー	134
着座不能	145
治療アルゴリズム	9
鎮静系抗うつ薬	106, 111, 184, 186
通所リハビリテーション	85
低カリウム血症	170
デイケア	50
デイサービス	50
デエビゴ®	105
テグレトール®	166
テトラミド®	106, 110, 111, 179, 186
てんかん	161
添付文書	43, 44
貼付薬	16, 23
透析患者	19, 113
独居患者	4, 16, 18
独居高齢者	51

ドネペジル	7, 17, 42, 55
ドパミンアゴニスト	75
トピナ®	162, 169
トピラマート	162, 169
トラゾドン	136
取り繕い	49
トレリーフ®	75
ドンペリドン	76

な行

ナウゼリン®	76
ニセルゴリン	89
尿失禁	95
認知症ケア加算Ⅰ	176
認知症入院患者	176
認知症を伴うパーキンソン病	55
認知症を伴わない妄想・幻覚	134
脳血管障害を伴うアルツハイマー型 認知症	21, 89

は行

パーキンソニズム	61, 75
パーキンソン症状	74, 79, 85
パーキンソン病	172
徘徊	141, 144
バリデーション療法	47
バルプロ酸	115, 162
ハロペリドール	71, 180
被害妄想	129
ピコスルファートナトリウム水和物	170
非侵入窃盗	154
ビタミンE	98
非定型抗精神病薬	72, 110, 121, 129, 184
皮膚症状	25, 119
非ベンゾジアゼピン系睡眠薬	103, 177
ビムパット®	168
非薬物療法	47, 78, 94, 101
病識	49

病識の欠如	49
ヒルドイド®	27
不安症状	76, 136, 146
フィコンパ®	167
服薬管理	1
浮動性めまい	43, 168
プルゼニド®	170
フルニトラゼパム	105, 133, 179
フルメタローション®	27
ペランパネル	167
ベルソムラ®	104, 178
ペロスピロン	70, 72, 124, 133
ベンゾジアゼピン系抗不安薬	136
ベンゾジアゼピン系睡眠薬	103, 177
便秘	169
便秘薬	169
暴言	36, 113, 183
訪問販売	52
訪問薬剤管理指導	5
訪問リハビリテーション	85
暴力行為	113, 121, 183
保湿剤	27
ポリファーマシー	3

ま行

迷子	141
マイスリー®	106, 108
慢性腎不全	113
万引き行為	153
ミアンセリン	106, 110, 111, 179, 186
ミルタザピン	76
無為・無関心	70, 96, 135
無症候性脳梗塞	92
無断外出	141
メチルフェニデート	135
めまい	32
メマリー®	8, 72, 104, 114
メマンチン	8, 28, 72, 104, 107, 108, 114

索引

妄想	70, 129, 139
モニラック®	173
物盗られ妄想	129, 140

や行

夜間せん妄	182
夜間の行動障害	109, 177
夜間の不眠	112
薬剤過敏性	34, 62, 68, 78, 80, 82
薬剤性パーキンソニズム	122, 126
薬物療法	54, 89, 98
夕暮れ症候群	182
行方不明	143
抑肝散	73, 89

ら行

ラキソベロン®	170
ラクツロース	173
ラグノス®NF 経口ゼリー	173
ラコサミド	168
ラミクタール®	162
ラメルテオン	73
ラモトリギン	162, 165
ランドセン®	73

リスパダール®	72, 106, 123, 151, 179, 186
リスペリドン	72, 106, 113, 123, 124, 151, 179, 186
リナクロチド	173
リバスタッチ®	8
リバスチグミン	8, 23, 40, 55
リフレックス®	76
リボトリール®	73
リンゼス®	173
ルーラン®	70, 72, 124, 133
ルネスタ®	105, 111, 179
ルビプロストン	172
レクレーション療法	47
レビー小体型認知症	42, 54, 78, 129, 141, 172
レベチラセタム	115, 162, 164, 165, 167, 168
レボドパ製剤	75
レミニール®	8, 40
レム睡眠行動障害	73, 87
レメロン®	76
レンボレキサント	105
ロゼレム®	73

欧文

agitation	113, 121

川 畑 信 也 （かわばた のぶや）

八千代病院 神経内科部長
愛知県認知症疾患医療センター長

昭和大学大学院（生理系生化学専攻）修了後，国立循環器病センター内科脳血管部門，秋田県立脳血管研究センター（現　秋田県立循環器・脳脊髄センター）神経内科を経て，2008 年八千代病院神経内科部長，2013 年愛知県認知症疾患医療センター長兼任．

1996 年から認知症の早期診断と介護を目的に「もの忘れ外来」を開設し，現在までに 8,000 名以上の患者さんの診療を行ってきている．2015 年から愛知県公安委員会認定医（運転免許臨時適性検査），2016 年 4 月から愛知県安城市認知症初期集中支援チーム責任者，2018 年 2 月から愛知県の西尾市ならびに知立市の認知症初期集中支援チームのアドバイザー兼務．

所属学会：
日本神経学会，日本脳血管・認知症学会，日本老年精神医学会，日本脳卒中学会，日本認知症学会，日本認知症ケア学会，日本神経治療学会，日本神経心理学会など．

著書：
- 第二の認知症　レビー小体型認知症がわかる本（法研；2019）（一般向き書籍）
- 高齢ドライバーに運転をやめさせる 22 の方法（小学館；2019）（一般向き書籍）
- 認知症に伴う生活習慣病・身体合併症　実臨床から考える治療と対応（中外医学社；2019）
- 臨床医のために医学からみた認知症診療　医療からみる認知症診療　診断編（中外医学社；2019）
- 事例から考える認知症の BPSD への対応―非薬物療法・薬物療法の実際（中外医学社；2018）
- 改訂 2 版 かかりつけ医・非専門医のための認知症診療メソッド（南山堂；2018）

- 知っておきたい改正道路交通法と認知症診療（中外医学社；2018）
- プライマリ・ケア医のための認知症診療入門（日経 BP 社；2016）
- かかりつけ医・非専門医のためのレビー小体型認知症診療（南山堂；2015）
- 認知症診療に役立つ 77 の Q&A（南山堂；2015）
- 事例で解決！ もう迷わない抗認知症薬・向精神薬のつかいかた（南山堂；2014）
- 事例で解決！ もう迷わない認知症診断（南山堂；2013）
- 臨床医へ贈る 抗認知症薬・向精神薬の使い方 こうすれば上手に使いこなすことができる（中外医学社；2012）
- これですっきり！看護＆介護スタッフのための認知症ハンドブック（中外医学社；2011）
- 日常臨床からみた認知症診療と脳画像検査―その意義と限界（南山堂；2011）
- かかりつけ医・非専門医のための認知症診療メソッド（南山堂；2010）
- かかりつけ医の患者ケアガイド 認知症編（真興交易医書出版部；2009）
- どうする？ どう伝える？ かかりつけ医のための認知症介護指導 Q ＆ A（日本医事新報社；2008）
- 早期発見から介護まで よくわかる認知症（日本実業出版社；2008）
- 患者・家族からの質問に答えるための認知症診療 Q ＆ A（日本医事新報社；2007）
- 知っておきたい認知症の基本（集英社新書；2007）
- 日常臨床に役立つ神経・精神疾患のみかた（中外医学社；2007）
- 事例から学ぶアルツハイマー病診療（中外医学社；2006）
- 物忘れ外来ハンドブック アルツハイマー病の診断・治療・介護（中外医学社；2006）
- 「物忘れ外来」レポート 認知症疾患の診断と治療の実際―すべての臨床医のための実践的アドバイス（ワールドプランニング；2005）
- 物忘れ外来 21 のケースからみる臨床医のための痴呆性疾患の診断と治療（メディカルチャー；2005）

臨床医のための
医学からみた認知症診療　医療からみる認知症診療
——治療編　　　　　　　　　　　　　　　　　　　　　©

発　行	2020 年 10 月 20 日　　1 版 1 刷
著　者	川　畑　信　也
発行者	株式会社　中外医学社
	代表取締役　青　木　　滋

〒162-0805　東京都新宿区矢来町 62
電　　話　　(03)3268-2701(代)
振替口座　　00190-1-98814 番

印刷・製本/三和印刷(株)　　　　　　　＜MS・MU＞
ISBN978-4-498-32858-7　　　　　　　Printed in Japan

JCOPY ＜(株)出版者著作権管理機構 委託出版物＞
本書の無断複製は著作権法上での例外を除き禁じられています.
複製される場合は，そのつど事前に，(社)出版者著作権管理機構
(電話 03-5244-5088，FAX 03-5244-5089，e-mail: info@jcopy.
or. jp) の許諾を得てください.